スプーン一杯のアマニで脳も体も若返る

10年先の美と健康のために

三空出版

料理家・管理栄養士
小山浩子

現代人の味方、スーパーフード「アマニ」の魅力を余さず紹介します！

――小山浩子

「いつまでも若々しく元気でいたい」。男女を問わず、
誰もがそう願っていることでしょう。
私たちの体は食べたものでつくられるのですから、
若々しく、元気な体を保つためには食事が大切です。
でも、そうとはわかっていても、忙しい毎日を送る現代の生活では、
栄養バランスのとれた食事を毎日とるというのは、意外と難しいものです。
こうした近年の食生活の傾向を考えたとき、
管理栄養士である私がするべきことは、健康維持につながる食事を、
あまり時間や手間をかけずに誰にでも手軽に作ることができる
レシピを提案することだと思うようになりました。
そして、さまざまな機会にそうした食事アドバイスをしてきました。

そんななか、出合ったのが「アマニ」。
アマニ油からは、全身の細胞をすこやかに保つ
「オメガ3系脂肪酸」をたっぷり摂取することができ、
アマニの粒からは老化の原因となる活性酸素を除去する「抗酸化成分」や、
腸内環境を整える「食物繊維」もとれる……。
まさに現代人の味方、スーパーフードだと感動しました。
しかもいろいろな料理に使えて、手軽にその効果を得られるというのも魅力的。
私自身がすっかり「アマニファン」になり、
アマニ油やアマニ粒を普段の食事にひとふりするのが習慣になりました。
そんな私がアマニの魅力を余さず紹介しようと
考えたレシピがこの本にはギュッと詰まっています！
いちばんこだわったのは、アマニの栄養素と、食材の栄養素との組み合わせ。
なぜなら、栄養素はお互いがサポートし合いながら体に働きかけるもの。
「食べ合わせ」の効果で、アマニの健康効果がよりパワーアップするからです。
アマニの効果をふんだんに取り入れた、健康的でおいしい、
そして誰でも簡単にできる、スーパーアンチエイジングメニューになりました。
この本がみなさまの元気な毎日のお役に立てばうれしいです。

もくじ

はじめに

現代人の味方、スーパーフード「アマニ」の魅力を余さず紹介します！

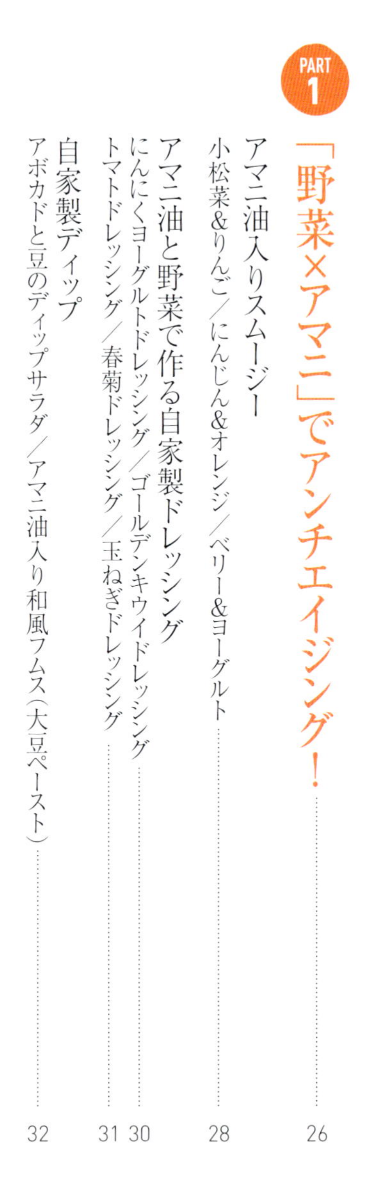

PART 1

マニを使いこなそう!

ます。厚生労働省が推奨するオメガ３系脂肪酸の1日の摂取基準は、
系脂肪酸以外にも、健康維持に欠かせない成分が豊富に含まれています。

油

オメガ３系脂肪酸（α-リノレン酸）の宝庫！
小さじ１杯で１日の必要量をクリア

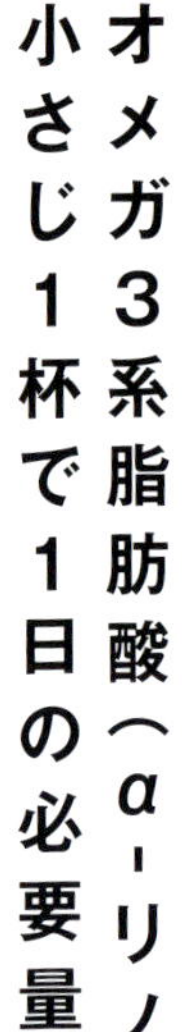

1日小さじ1杯で1日に必要なオメガ3系脂肪酸がとれる！

小さじ1杯

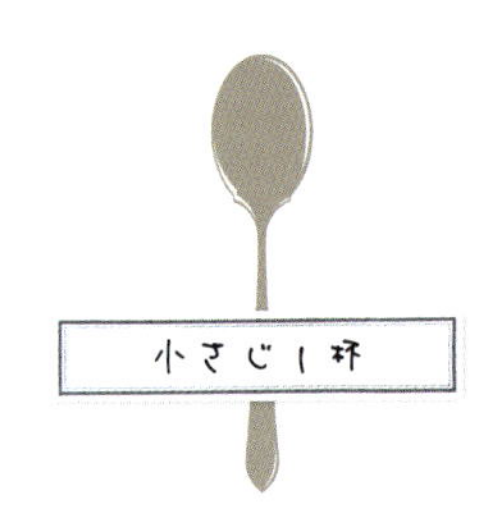

【主な成分】

オメガ３系脂肪酸
（α－リノレン酸）

こんな効果が期待できます

●油に含まれる脂肪酸は細胞膜をつくる材料。オメガ３系脂肪酸には細胞膜をやわらかくする働きがあるので、血管をしなやかにして動脈硬化を予防。美肌にも効果的です。またオメガ６系脂肪酸の過剰摂取が引き起こすアレルギー症状を緩和する効果も。

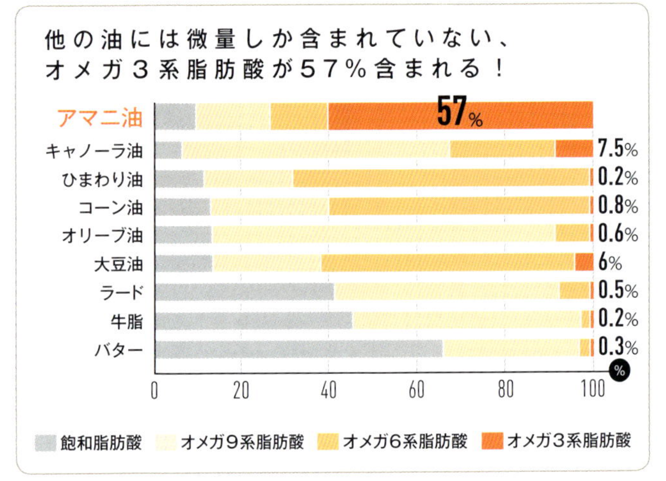

※日本食品標準成分表（七訂）より作成

「油」と「粒」、2つのア

アマニを搾ったものが「アマニ油」。オメガ3系脂肪酸がたっぷり含まれ
20～40代女性で1.6 g（男性は2 g）。また「アマニ粒」には、オメガ3

粒

オメガ3系脂肪酸に加えて
現代人女性がとりたい抗酸化成分、
食物繊維、ビタミン、ミネラルが豊富

【主な成分】

オメガ3系脂肪酸
（α－リノレン酸）
食物繊維
アマニリグナン
鉄
カリウム
マグネシウム
亜鉛

1日大さじ1杯で1日に必要な
オメガ3系脂肪酸がとれる!

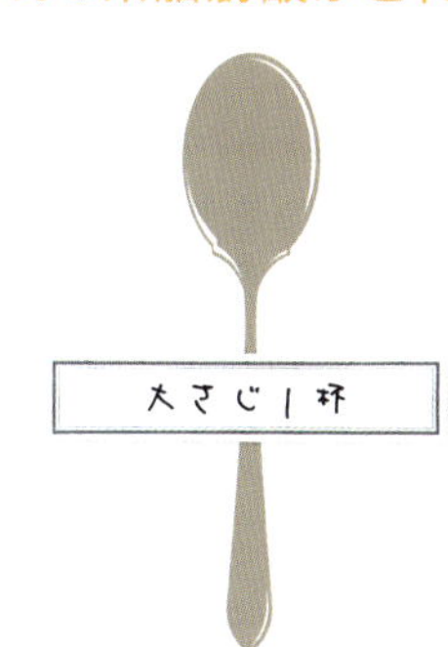

こんな効果が期待できます

- 食物繊維：腸内環境の整備、糖やコレステロールの吸収抑制
- アマニリグナン：酸化防止や更年期症状の緩和
- カリウム：余分な塩分の排出
- 亜鉛：細胞の形成を促す
- マグネシウム：代謝をサポート

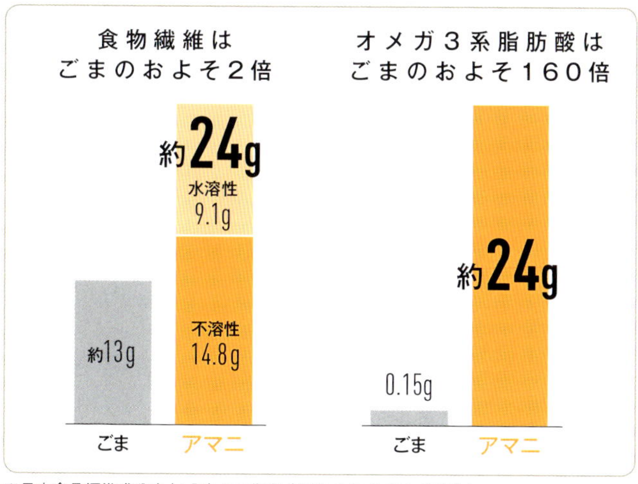

※日本食品標準成分表（七訂）より作成（100g中に含まれる成分）

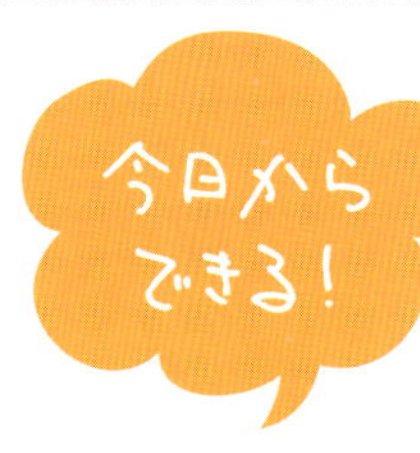

アマニのかしこい活用術

「毎日アマニ」を習慣にして手軽に、おいしく、ヘルシーに!

14ページでも述べましたが、1日に必要なオメガ3系脂肪酸を、アマニ油なら小さじ1杯、アマニ粒なら大さじ1杯でとることができます。

アマニ油はクセのないサラっとした油。アマニの粒も香ばしい風味で、どんな素材にも合わせやすいのが特徴。いろいろな飲み物、料理に「ちょい足し」してみましょう。健康効果が得られるだけではなく、おいしさアップの効果もあります。

たとえば、アマニ油を加えればコク出しに。アマニの粒をふりかければ、香ばしい香りと食感がプラスされます。

さらに、粉末状のアマニは、アマニに含まれるペクチンの効果でとろみを出すのに役立ちます。

こうしたアマニの特徴を生かすことで、塩分を減らしてもおいしく食べられるので、アマニは減塩の強い味方にもなります。

そこで、まずは簡単にアマニを取り入れる方法として、毎日使う調味料にアマニ油を加えてみましょう。酸味や辛みがマイルドになり、新しい調味料として活用度大です。

また、職場での昼食や、調理をしない日のお弁当・お惣菜にも、アマニ油やアマニ粒をさっとふりかけて、ヘルシー効果をプラスして!

もちろん、いくら健康効果の高い油だからといっても、取り過ぎは禁物です。油はどんな油でも、すべて同じ1g=9キロカロリー。摂取量を増やし過ぎるとカロリーオーバーに。アマニ油のちょい足しをするぶん、他の油は減らすよう心がけましょう。

アマニ油

調味料にちょい足し

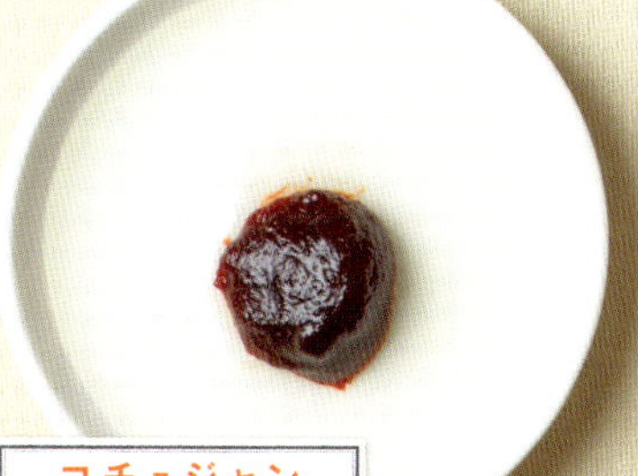

コチュジャン

甘みがぐっと引き立って、
より濃厚な風味に。

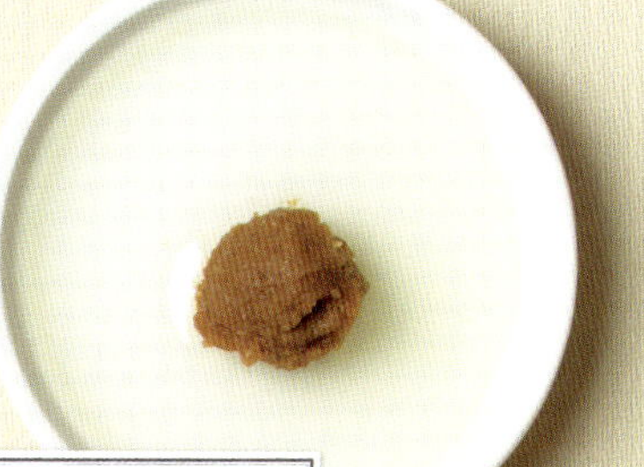

ゆずこしょう

ゆずの爽やかな香りをアマニ
油でのばして使いやすく。

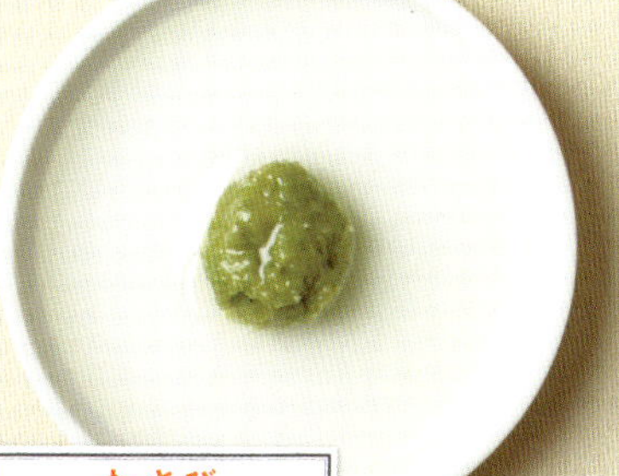

わさび

しょうゆを加えてお刺身
に。魚の味が引き立ちます。

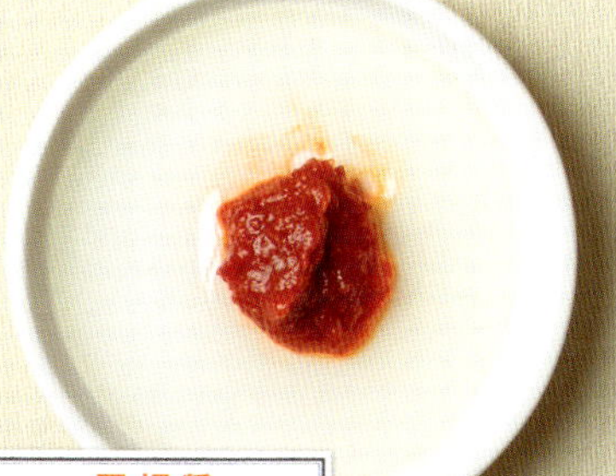

豆板醤

辛みはマイルドに、うまみは
濃厚に。味に深みが出ます。

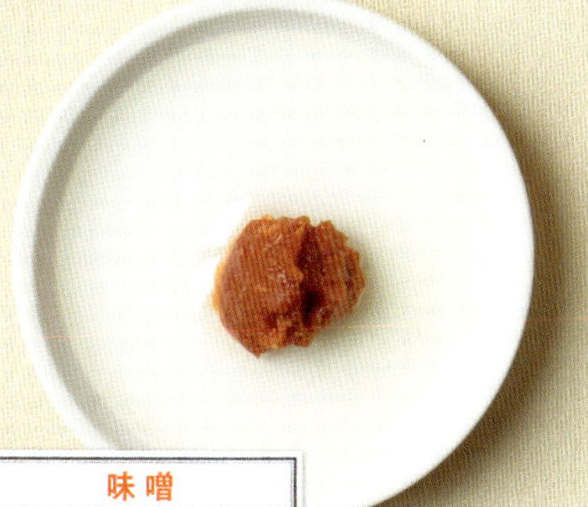

味噌

塩分をほどよく調整。野菜
のディップにも最適。

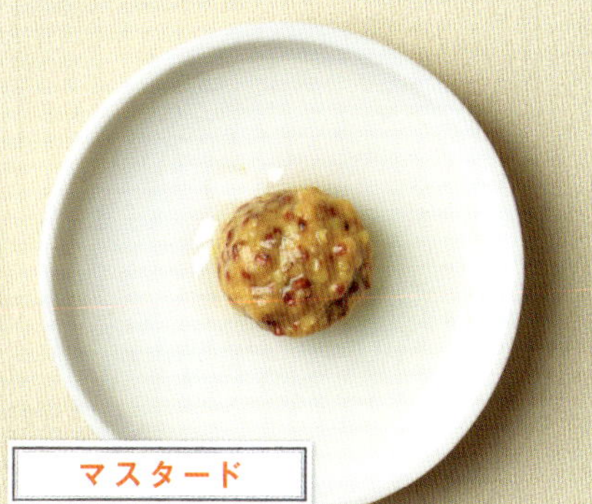

マスタード

マスタードの風味をそのま
まに辛さをやわらげます。

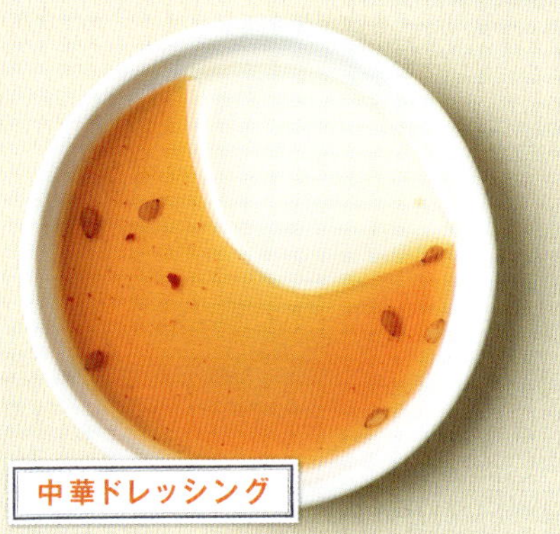

中華ドレッシング

ごま油の香りがやわらいで、
まろやかな味わいに。

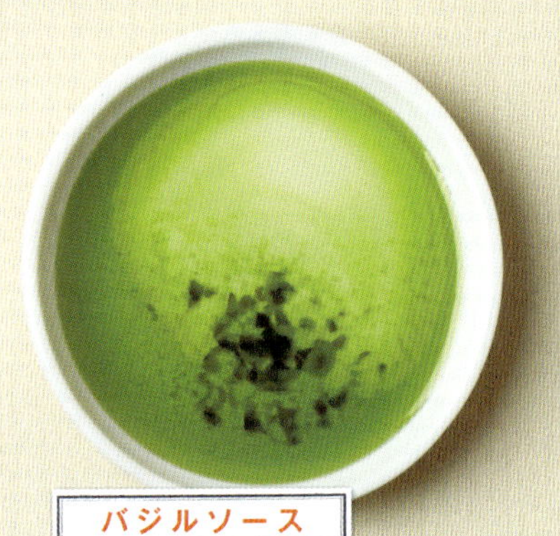

バジルソース

パスタやピザの仕上げに
ひとふりして香りを楽しんで。

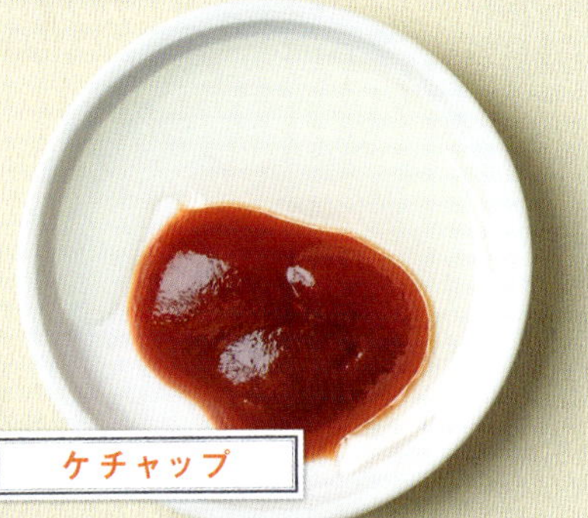

ケチャップ

トマトのうまみを引きたて、
マイルドな酸味になります。

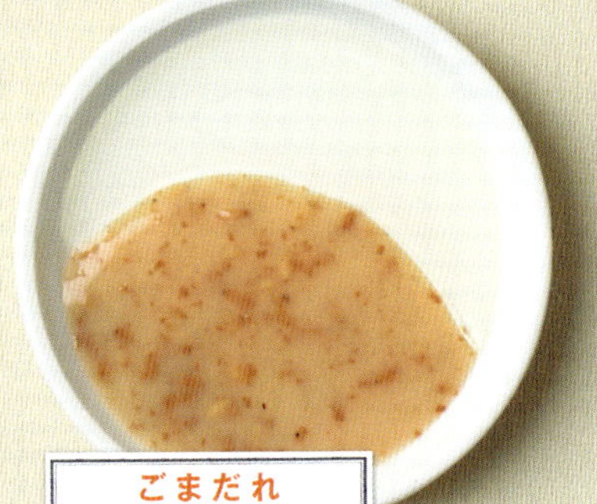

ごまだれ

濃厚な風味のごまだれで
あっさりと軽く。

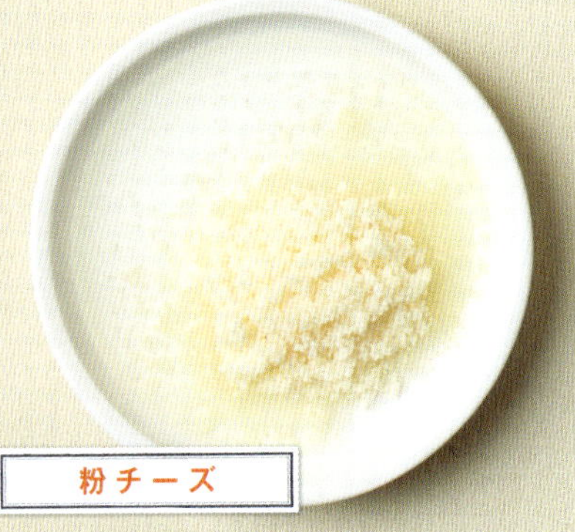

粉チーズ

チーズ特有の風味。野菜、肉、
魚、何にでも合います。

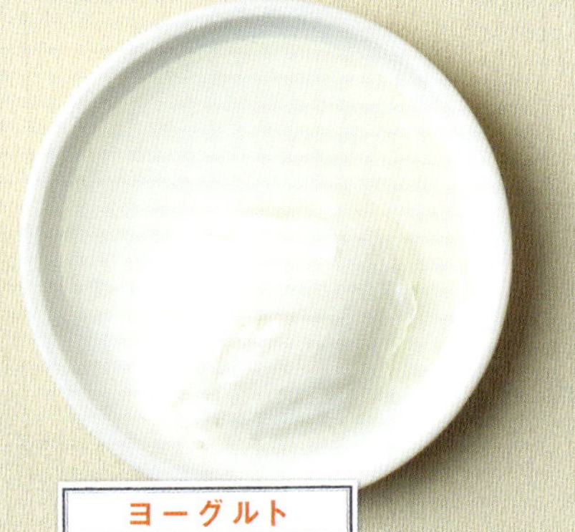

ヨーグルト

爽やかな風味のドレッシングに。
温野菜にも合います。

アマニ油

調味料にちょい足し

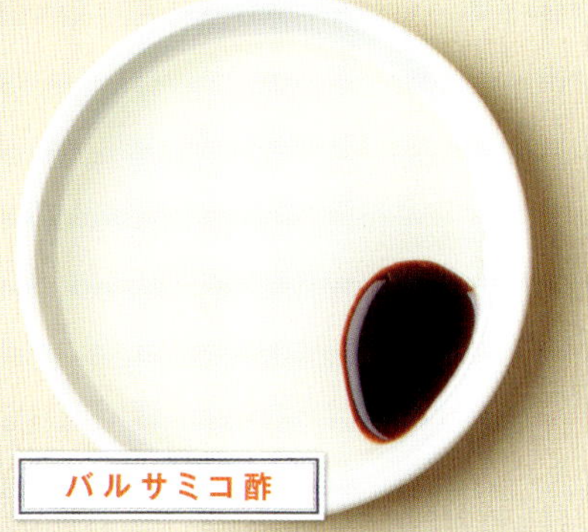

バルサミコ酢

肉や魚介のソースとして
活用を。上品な味わい。

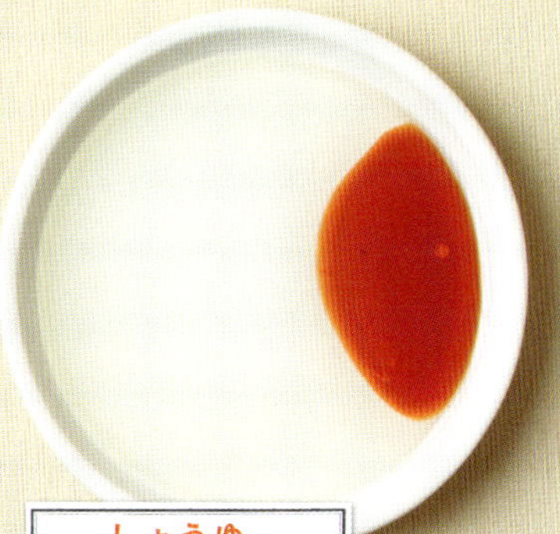

しょうゆ

しょうゆの香りはそのままに、
コクが増します。

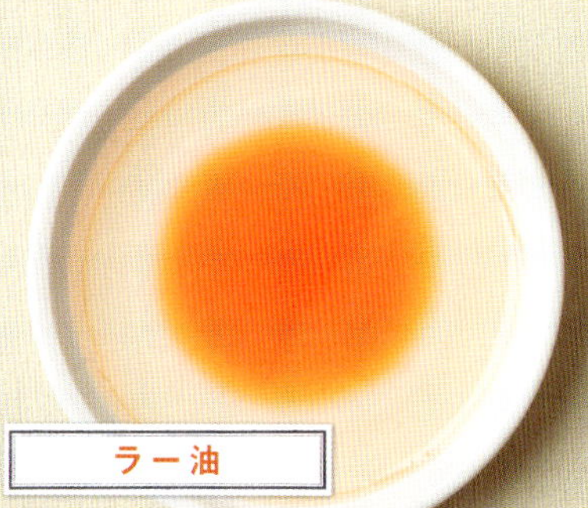

ラー油

辛みを抑えつつ、唐辛子の風味も
生かしてマイルドに。

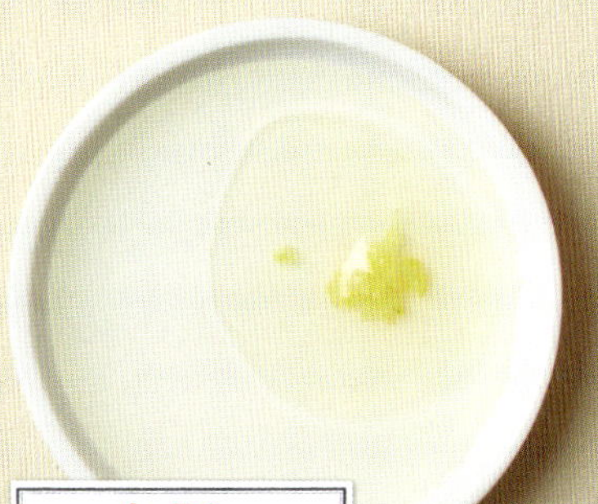

レモン

レモンの酸味がマイルドに。
から揚げや焼き魚におすすめ。

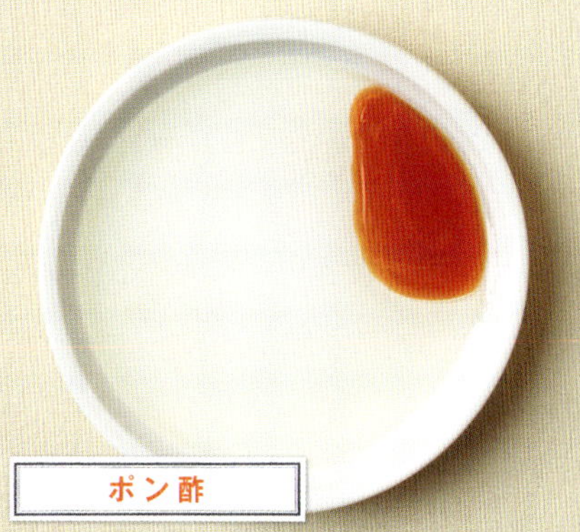

ポン酢

どんな素材にもよく合う、
優しい風味のドレッシングに。

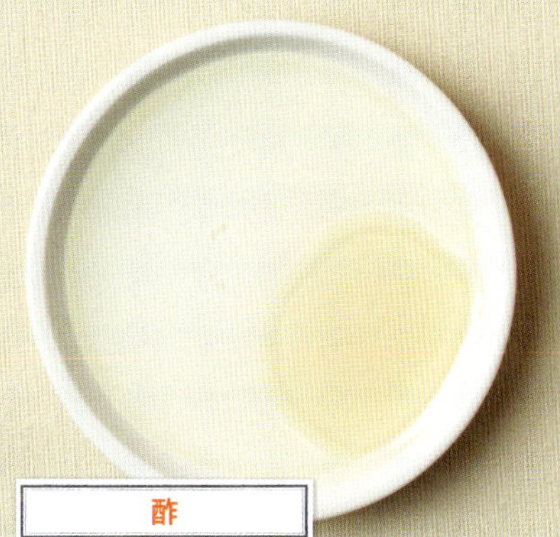

酢

塩をプラスすればシンプルな
ドレッシングに。

アマニ油・粉末・粒

コンビニ食品にちょい足し

納豆

納豆はタンパク質が豊富なうえ、発酵のパワーも加わったスーパー食材です。アマニをプラスすることでさらに栄養価アップ。納豆特有のクセもやわらげます。

キムチ

植物性乳酸菌が豊富なキムチは、整腸効果が高く、免疫力アップの効果もあります。アマニ油をかけると辛みがマイルドに、うまみが濃厚になります。

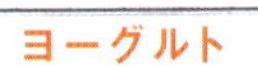

血管ケアに欠かせない、良質なタンパク質とオメガ3系脂肪酸を同時にとれます。ヨーグルトの酸味がまろやかになって食べやすくなります。

サラダ

サラダに添付のドレッシングには、オメガ6系脂肪酸が多く含まれるので、アマニ油のオメガ3系脂肪酸をプラスしてバランスをとるといいでしょう。

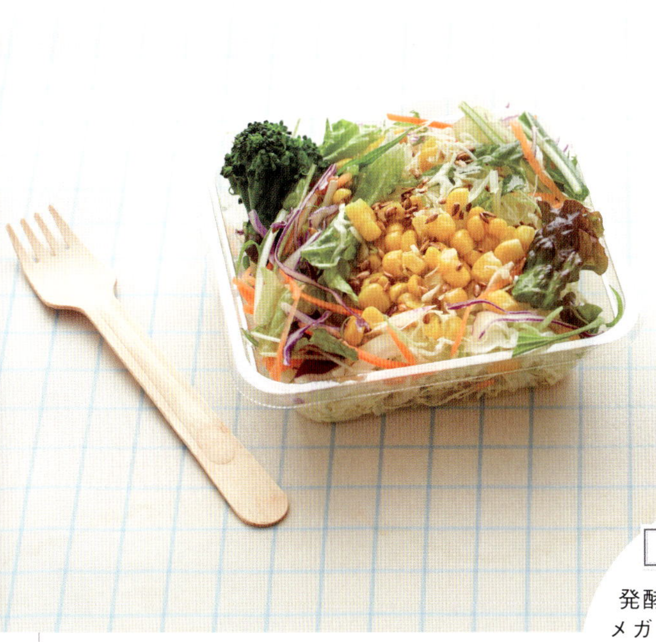

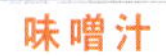

味噌汁

発酵パワーとアマニのオメガ3系脂肪酸の働きを一緒にとれる、強力な組み合わせです。コクがぐんと増し、具材のうまみも引き立ちます。味噌を減らせば、減塩にもなります。

ちょい足しポイント

味噌汁以外にも、コーンスープ、わかめスープなど汁物全般に。サラダに使用する際は、アマニ油を直接回しかけてこしょうをふるか、または添付のドレッシングにアマニ油を混ぜ合わせても。

プリン

プリンは卵の栄養がとれる優秀なおやつ。濃厚な味わいとアマニの粉末の香ばしさが絶妙な相性！ きな粉をかけた和スイーツのよう!! 甘さは抑えつつ、アマニの豊かな風味を楽しめます。

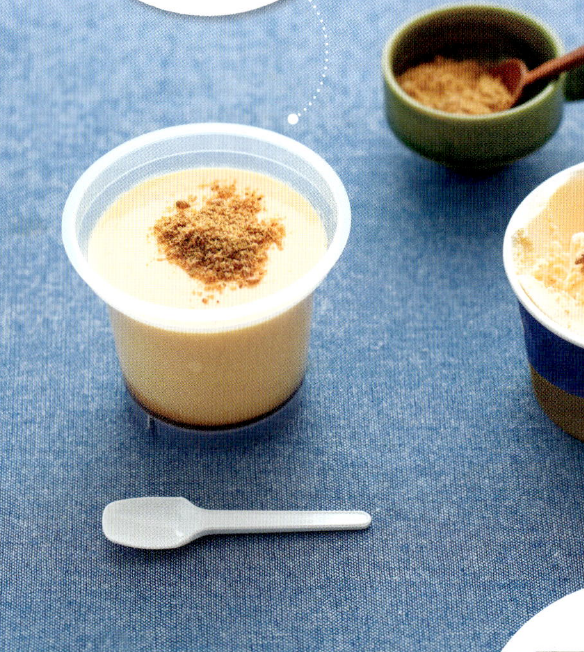

アイスクリーム

牛乳の風味にアマニがよく合います。アマニの食物繊維とカリウムで、急激な血糖値の上昇を抑えられます。

ちょい足しポイント

アマニの粒や粉末は、ごまと同様の使い方を考えると使いやすいでしょう。スイーツやパンと好相性。その他、お惣菜なら青菜のおひたしやきんぴらなどに、ごま代わりに使ってみましょう。

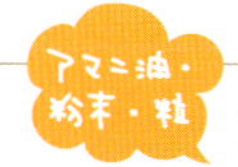

コンビニ食品にちょい足し

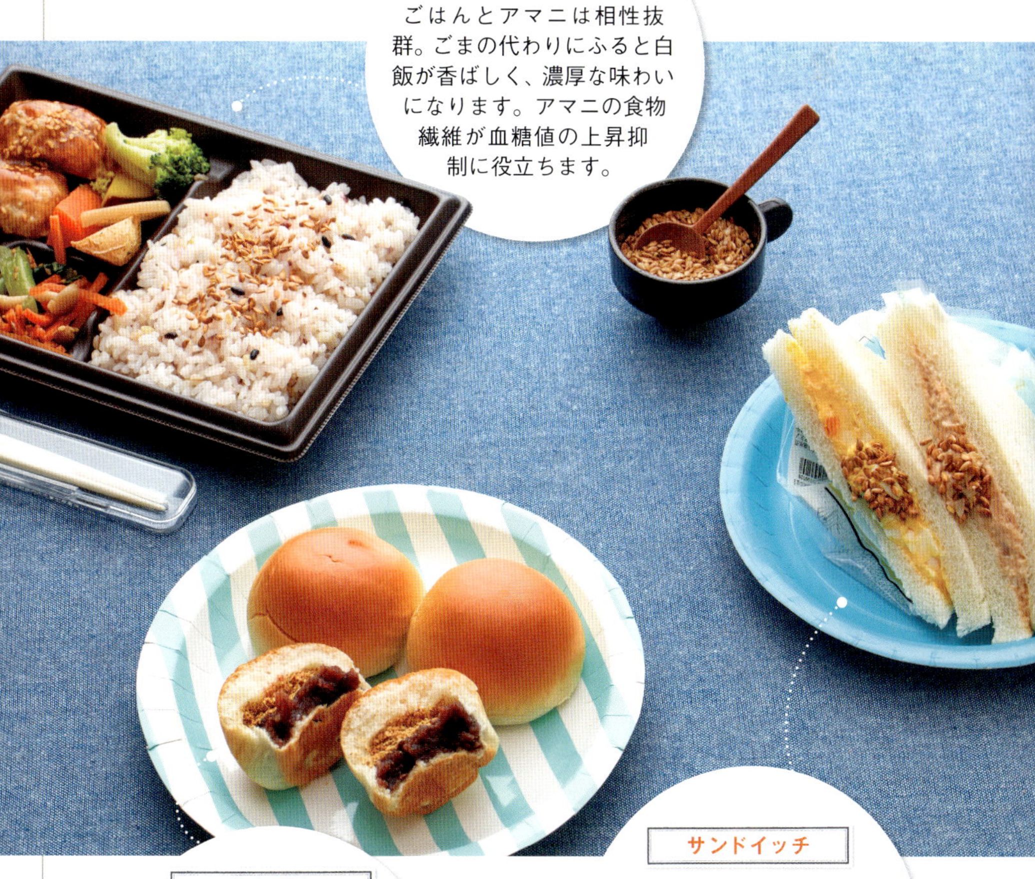

お弁当

ごはんとアマニは相性抜群。ごまの代わりにふると白飯が香ばしく、濃厚な味わいになります。アマニの食物繊維が血糖値の上昇抑制に役立ちます。

あんぱん

パンとあんのすき間にアマニ粉末を詰めるととても食べやすく、おいしさもアップ。アマニ粉末の食物繊維を一緒にとることで、血糖値の上昇を抑えることができます。

サンドイッチ

糖質の多いサンドイッチも、アマニの力で糖吸収がゆるやかになります。卵やポテトサラダ、ツナなどの具材がアマニの風味とよく合います。

PART 1

「野菜×アマニ」でアンチエイジング！

血管しなやか
抗酸化作用
肥満予防
塩分排出
免疫力アップ
美肌効果

「人は血管から老いる」といわれるように、血管の状態は全身の健康、美容に大きく関わっています。一般に、加齢とともに血管は硬くなっていきますが、年を重ねても元気で美しい人の血管はしなやかだとか。細胞を若返らせ、血管をしなやかに保つ働きをもつオメガ3系脂肪酸を豊富に含む、アマニが強い味方です。

Vegetable × amani

そして、アマニをとる際、野菜もたっぷりとると、より効果的！
ポリフェノールなどの野菜の色素成分には抗酸化作用、すなわち血管の内側の細胞を傷つける原因である活性酸素を除去する力があるので、相乗効果が期待できます。

さらに、血中の余分なコレステロールは血管壁を傷つける要因になりますが、
野菜に多く含まれる食物繊維は、腸で余分な脂質をからめ取って排出してくれます。

また、塩分の取り過ぎは高血圧を招き、血管のダメージにつながりますが、
野菜に含まれるカリウムは余分な塩分の排出を促します。

その他にも野菜には、免疫力をアップして美肌を保つビタミンAやビタミンC、
代謝を高めるビタミンB群など、美容と健康に役立つ成分がたっぷり！
アマニ油と野菜を上手に組み合わせて、アンチエイジングパワーをより強力にしましょう！

アマニ油入りスムージー

生の野菜や果物からとる酵素が血液のめぐりをよくします。朝の一杯にぜひ。新鮮スムージーとアマニでエンジン全開に！

小松菜&りんご

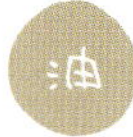

▶ 材料 — 2人分

小松菜 …… 2株（100g）
りんご …… 1/2個（100g）
水 …… 50ml
アマニ油 …… 小さじ1

▶ 作り方

小松菜とりんご、水をミキサーにかけてグラスに注ぎ、アマニ油をたらす。
※りんごジュースに粉末青汁を溶かしても可。

にんじん&オレンジ

▶ 材料 — 2人分

にんじん …… 小1本（150g）
オレンジ …… 1個（100g） ※皮をむいてザク切り
水 …… 50ml
アマニ油 …… 小さじ1

▶ 作り方

にんじんとオレンジ、水をミキサーにかけてグラスに注ぎ、アマニ油をたらす。
※キャロットジュースとオレンジジュースを混ぜても可。

ベリー&ヨーグルト

▶ 材料 — 2人分

冷凍ミックスベリー …… 100g
ドリンクヨーグルト …… 150ml
アマニ油 …… 小さじ1

▶ 作り方

ベリーとドリンクヨーグルトをミキサーにかけてグラスに注ぎ、アマニ油をたらす。
※ヨーグルトに凍った状態のベリーを混ぜても可。

POINT

アマニ油のオメガ3系脂肪酸が血管を強化し、代謝をアップ！小松菜やにんじん、オレンジに含まれるβ-カロテンや、ブルーベリーに含まれるアントシアニンといった色素成分には、強い抗酸化作用があります。アマニ油と一緒にとると吸収率も高まります。

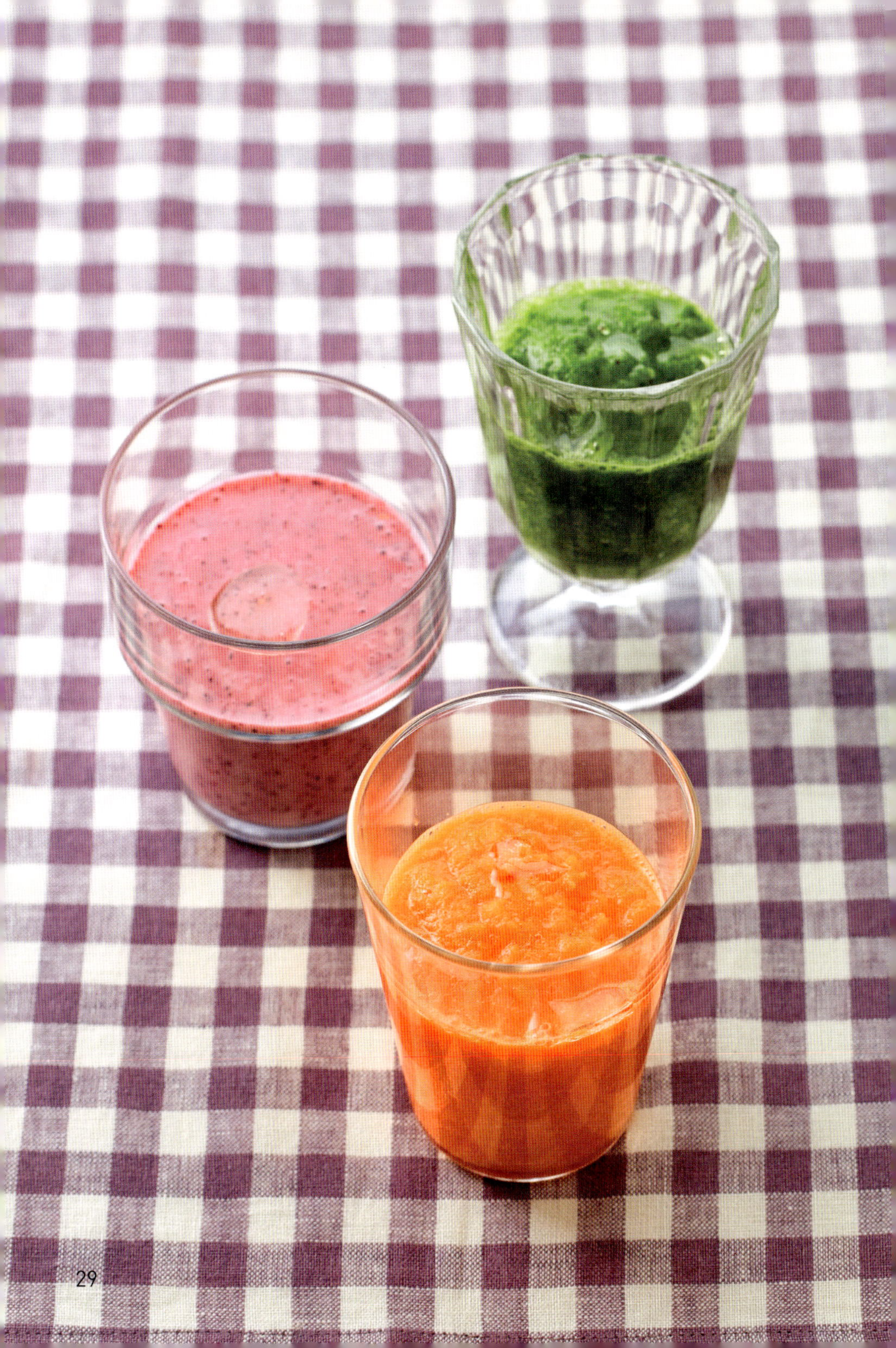

アマニ油と野菜で作る自家製ドレッシング 油

クセのないアマニ油はアイデア次第で
野菜をどんどん食べたくなるドレッシングに変身します。

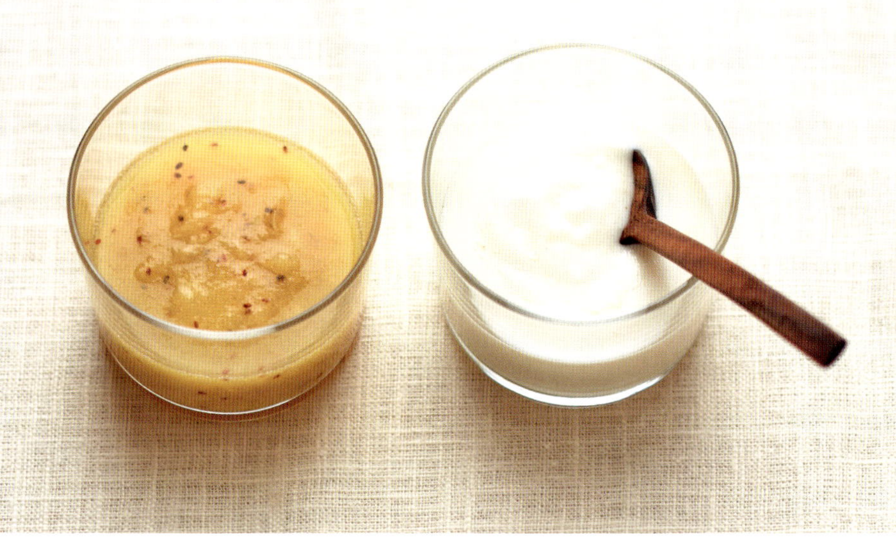

ゴールデンキウイ ドレッシング

▶ 材料 ― 作りやすい分量

ゴールデンキウイ …… 1個
白ワインビネガー …… 大さじ1
塩 …… 小さじ1/2
アマニ油 …… 小さじ2

▶ 作り方

キウイはすりおろし、材料をすべて合わせる。

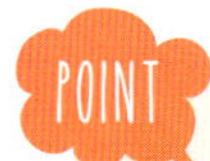

「野菜や果物の抗酸化成分」と「アマニ油のオメガ3系脂肪酸」のかけ算レシピは、血管強化の最強コンビ!

にんにくヨーグルト ドレッシング

▶ 材料 ― 作りやすい分量

プレーンヨーグルト …… 大さじ6
にんにく …… 小1片分 ※すりおろす
塩・こしょう …… 少量
はちみつ …… 小さじ1
アマニ油 …… 大さじ1

▶ 作り方

材料をすべて合わせる。

※お好みで粒マスタードやカレー粉、パセリや刻んだハーブを混ぜても可。

春菊ドレッシング（写真左）

▶ 材料 — 作りやすい分量

春菊の葉 …… 50g
カシューナッツ …… 25g ※細かく刻む
にんにく …… 小1片 ※すりおろす
塩麹 …… 大さじ1
アマニ油 …… 大さじ3

▶ 作り方

材料をすべて合わせ、ペースト状になるまでフードプロセッサーにかける。

※カシューナッツはごまペースト、アーモンド、松の実でも代用可。

玉ねぎドレッシング（写真中央）

▶ 材料 — 作りやすい分量

Ⓐ
- 玉ねぎ …… 小1個
- 酒・みりん・しょうゆ …… 各大さじ2
- 米酢 …… 50ml

アマニ油 …… 大さじ1

▶ 作り方

玉ねぎはすりおろし、Ⓐの材料を合わせて電子レンジで１分30秒加熱し、そのまま冷ます。ここにアマニ油を少量ずつ混ぜ合わせる。

※一晩おいたほうが、甘みが増します。

トマトドレッシング（写真右）

▶ 材料 — 作りやすい分量

完熟トマト …… 1個（200g）
すし酢（市販品） …… 大さじ5
塩 …… 少量
アマニ油 …… 大さじ5

▶ 作り方

❶ トマトはヘタを除き、6等分のくし切りにし、ラップに包んで一晩冷凍する。
❷ ❶とすし酢とアマニ油をフードプロセッサーにかけ、塩で味を調える。

※トマトはすりおろしても可。

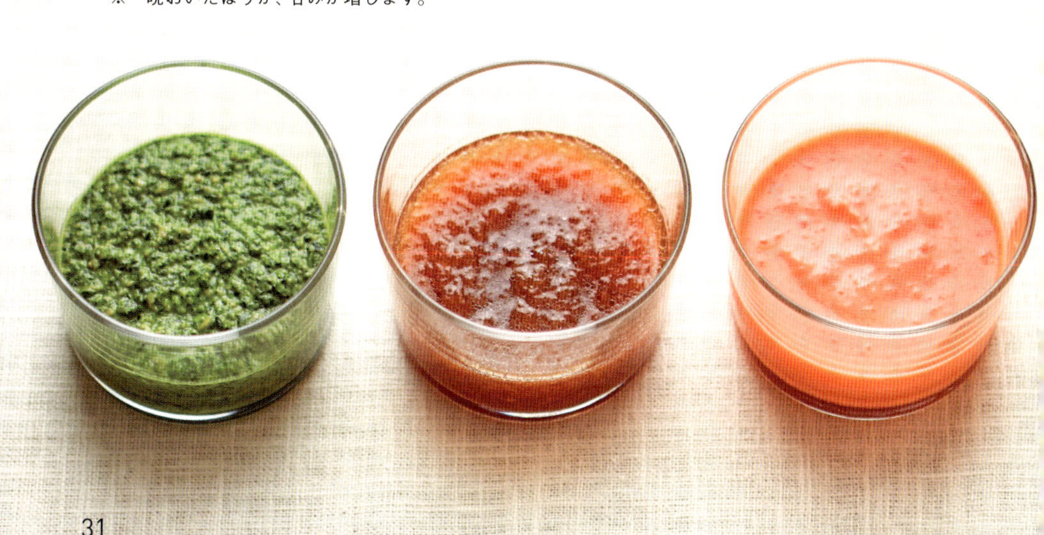

自家製ディップ

栄養の宝庫といわれるアボカドや豆をディップにして食べやすく。アマニ油を加えることでビタミンの吸収がアップします。

アボカドと豆のディップサラダ

▶ 材料 — 2人分

アボカド …… 1個
プレーンヨーグルト …… 大さじ2
おろしにんにく …… 小さじ1
ミックスビーンズ …… 1袋（50g）
塩 …… 少量
アマニ油 …… 小さじ2

▶ 作り方

材料をすべてチャック付き保存袋に入れて口を閉じ、袋の外側から手で潰して混ぜ合わせる。

アマニ油入り和風フムス（大豆のペースト）

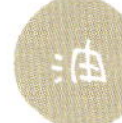

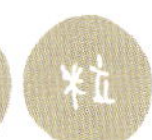

▶ 材料 — 2人分

蒸し大豆 …… 50g
おろしにんにく …… 小さじ1/5
レモン汁 …… 小さじ1/2
塩・こしょう …… 少量
アマニ油 …… 小さじ2
アマニ粒 …… 小さじ1

▶ 作り方

アマニ粒以外の材料をすべてチャック付き保存袋に入れて口を閉じ、袋の外側から麺棒でたたいて手で潰して混ぜ合わせる。器に盛り、アマニ粒をトッピングする。

※フードプロセッサーを使用すると、なめらかに仕上がります。

POINT

アボカドにはビタミン、ミネラル、アミノ酸など、健康維持に欠かせない成分がバランスよく含まれます。大豆には、女性ホルモンに似た働きをするイソフラボンも豊富です。

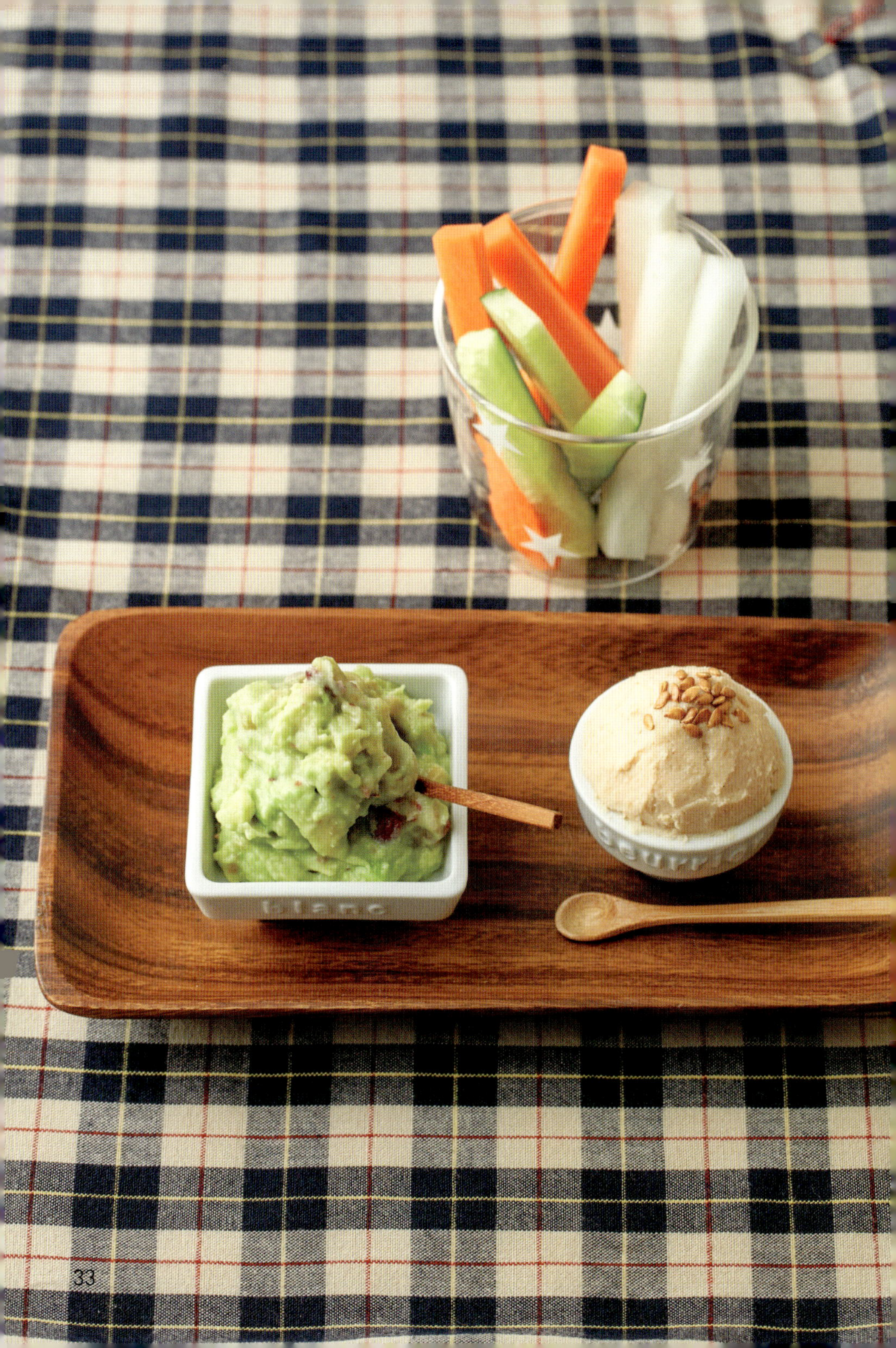

お手軽アレンジピクルス

酢の代謝アップ効果とアマニ油の血管強化パワーをダブルで！
作り置きしておけば、忙しいときも付け合わせとして大活躍します。

プチトマト&レモン 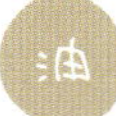

▶ 材料 — 2人分

ミニトマト(赤・黄色) …… 1パック(100g)
※へたを取り、半分に切る

レモン …… 1/2個 ※輪切りを3枚取り、残りは搾る

Ⓐ
- おろしにんにく …… 小さじ1
- 塩麹 …… 小さじ2
- アマニ油 …… 大さじ1

▶ 作り方

❶ Ⓐとレモン汁をボウルに合わせ、乳化するまでよく混ぜる。
❷ ❶にトマトと輪切りのレモンを加えて和える。
※冷蔵庫で1週間保存可能。

きゅうりとしょうがのピクルス 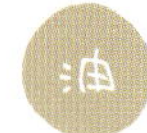

▶ 材料 — 2人分

きゅうり …… 1本 ※縞目に皮をむき、輪切り
しょうが …… 大1片 ※せん切り
すし酢(市販品) …… 大さじ1
アマニ油 …… 小さじ1

▶ 作り方

材料をすべてチャックつき保存袋に入れて合わせる。
※冷蔵庫で1週間保存可能。

POINT

きゅうりのカリウムは、余分な塩分の排出を促進する効果大。血管をしなやかにするアマニ油のオメガ3系脂肪酸と一緒にとって、高血圧を予防しましょう。トマトには、美肌やがん予防の効果で注目のリコピンが豊富です。

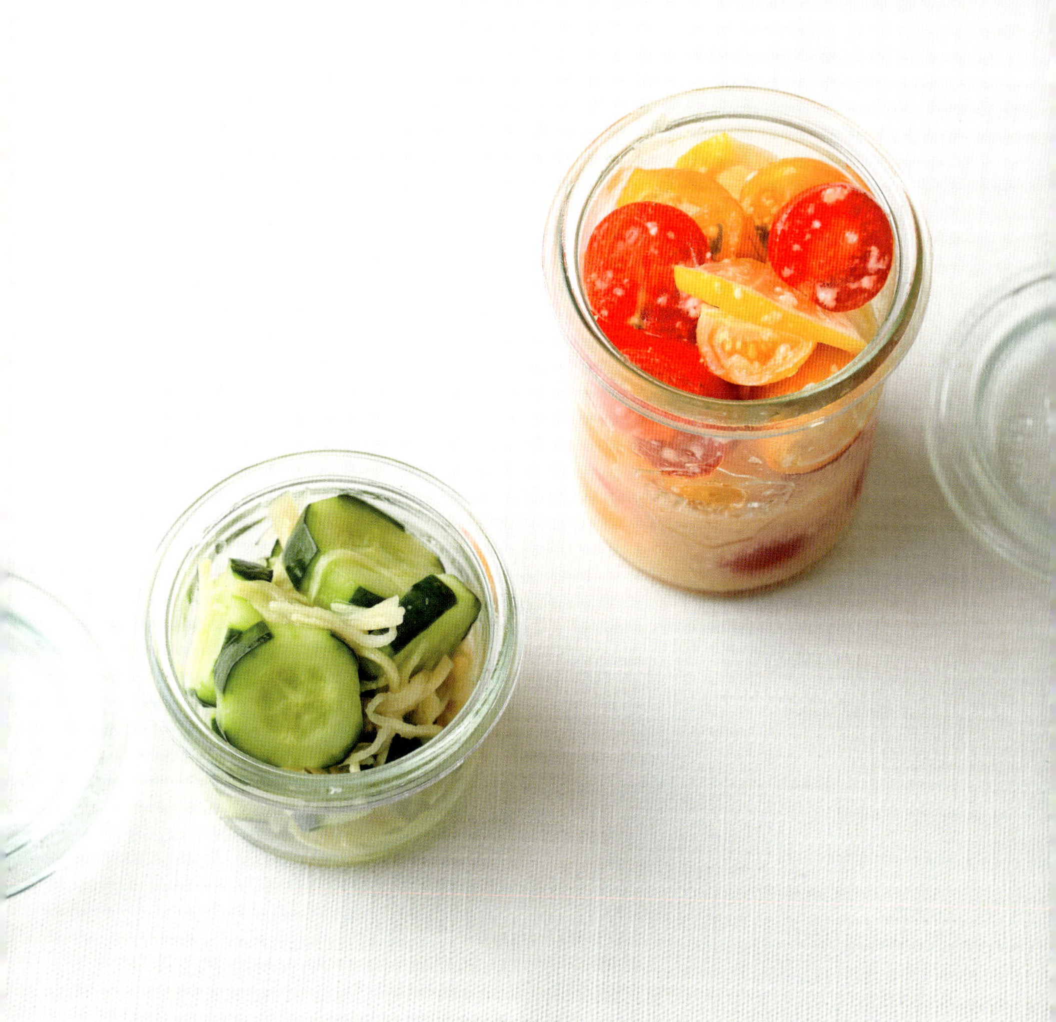

ポタージュスープ・アマニ油ドロップ

野菜の抗酸化成分と、牛乳のタンパク質とミネラルが、一緒にとれる栄養満点スープ。アマニ油で血液サラサラ効果もプラス！

かぼちゃのポタージュ

▶ 材料 — 2人分

Ⓐ
- かぼちゃ …… 1/8個（正味150g） ※皮と種を除き、薄くスライス
- 玉ねぎ …… 1/4個（50g） ※薄くスライス
- カレー粉 …… 小さじ1/4
- 鶏がらスープの素（粉末） …… 小さじ1
- 水 …… 150ml

牛乳 …… 75ml
アマニ油 …… 小さじ2

▶ 作り方

❶ 鍋にⒶを入れて蓋をし、火にかける。沸騰したらアクを取り、中火でかぼちゃがやわらかくなるまで煮る。
❷ ミキサーにかけて牛乳を加え、塩（分量外）で味を調える。
❸ 器に注ぎ、アマニ油を落とす。

とうもろこしのポタージュ

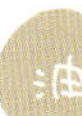

▶ 材料 — 2人分

Ⓐ
- とうもろこしの缶詰（ホール）＜小＞ …… 1個（190g）
- とうもろこしの缶詰（クリーム）＜小＞……1個（190g）
- 牛乳 …… 250ml
- 鶏がらスープの素（粉末） …… 小さじ1

アマニ油 …… 小さじ2

▶ 作り方

鍋にⒶを合わせて火にかけ、ひと煮立ちしたら器に注ぎ、アマニ油を落とす。

赤パプリカのポタージュ

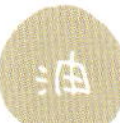

▶ 材料 — 2人分

Ⓐ
- 赤パプリカ …… 1/2個 ※ヘタと種を除き、薄くスライス
- 玉ねぎ …… 1/4個 ※薄くスライス
- 鶏がらスープの素（粉末） …… 小さじ1
- 水 …… 100ml

牛乳 …… 100ml
アマニ油 …… 小さじ2

▶ 作り方

❶ 鍋にⒶを入れて蓋をし、火にかける。沸騰したらアクを取り、中火で赤パプリカと玉ねぎがやわらかくなるまで煮る。
❷ ミキサーにかけて牛乳を加え、塩（分量外）で味を調える。
❸ 器に注ぎ、アマニ油を落とす。

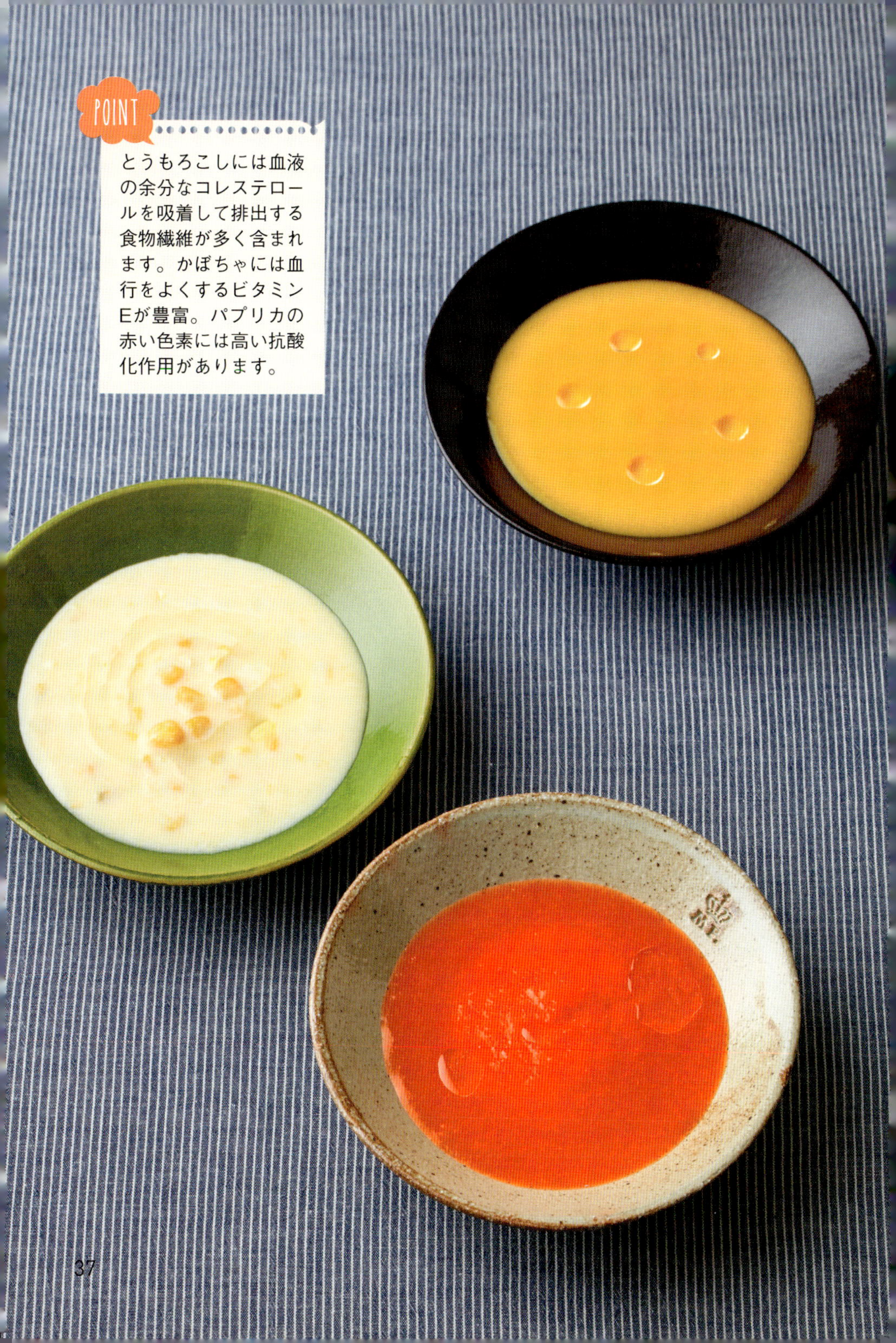

POINT

とうもろこしには血液の余分なコレステロールを吸着して排出する食物繊維が多く含まれます。かぼちゃには血行をよくするビタミンEが豊富。パプリカの赤い色素には高い抗酸化作用があります。

エスニック風おひたし

おひたしにかける「すりごま」をアマニの粉末に置き換えると、ごまの約160倍のオメガ3系脂肪酸がとれることに。香ばしさもアップします。

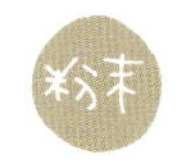

▶ 材料 — 2人分

アスパラガス …… 2本　※縦半分に切り、4cm幅に切る
ブロッコリー …… 1/4個　※小房に分けて、半分に切る
絹さやえんどう …… 20g　※筋を取り、斜め半分に切る
Ⓐ
- だし汁 …… 1/4カップ
- ナンプラー …… 大さじ1/2
- オイスターソース …… 大さじ1/4

アマニ粉末 …… 小さじ2

▶ 作り方

❶ 鍋に湯を沸かし、ごま油と塩（ともに分量外）を少量加え、野菜を少しかためにゆでる。ざるで水分をしっかり切って、ボウルに移しておく。
❷ 鍋にⒶを合わせて火にかけ、煮立ったら❶にかける。
❸ 器に盛り、アマニ粉末をふる。

POINT

絹さややアスパラガスには代謝を高めるビタミンB群が豊富です。ブロッコリーには美肌に欠かせないビタミンAやビタミンCもたっぷり。野菜をかためにゆでることでシャキシャキの食感に。サラダ感覚で食べられます。

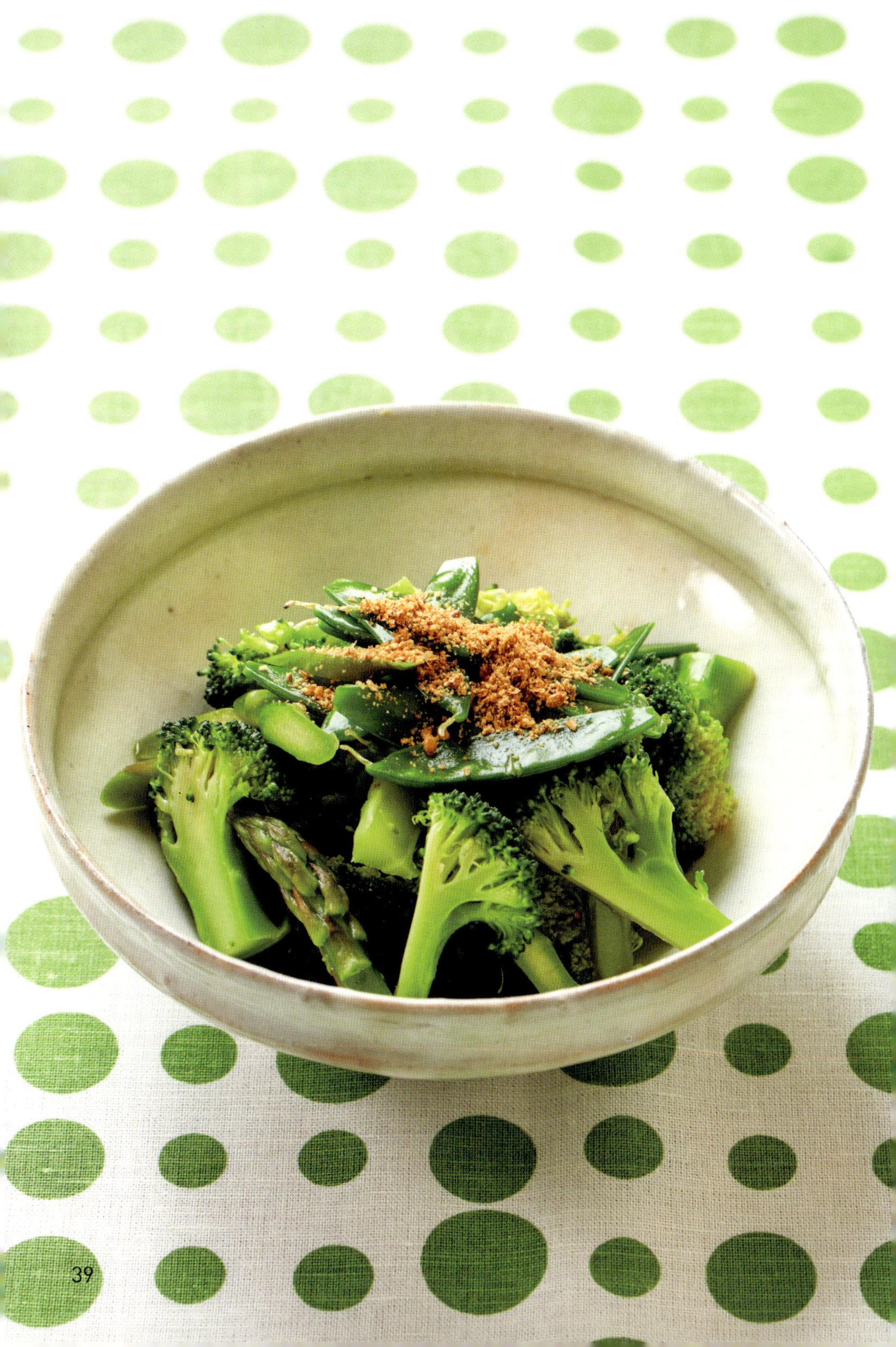

アマニ粒入りポテトサラダ

できるだけ摂取を減らしたいオメガ6系脂肪酸を多く含むマヨネーズは使わず、アマニ粒でコクを。飽きずに食べごたえのある一品に。常備菜として活躍します。

粒

▶ 材料 ― 2人分

Ⓐ
- じゃが芋 …… 2個（正味200g） ※1.5cm角に切る
- にんじん …… 1/5本（30g） ※いちょう切り
- 玉ねぎ …… 1/6個（30g） ※1cm角に切る

きゅうり …… 1/5本 ※薄くスライス
すし酢（市販品） …… 大さじ1
アマニ粒 …… 大さじ1

▶ 作り方

1. 耐熱容器にⒶを入れ、クッキングシートの落とし蓋とラップをし、電子レンジ（600W）に5分かける。
2. 熱いうちにすし酢をかけ、じゃが芋がくずれてとろみがつくまで箸でよく混ぜる。
3. アマニ粒ときゅうりを和える。こしょう（分量外）で味を調える。

※冷蔵庫で5日間保存可能。

POINT

代謝改善作用をもつ酢とアマニ粒を組み合わせることで、血流改善効果がいっそう高まります。電子レンジで加熱するので洗い物も少なく、耐熱容器のまま保存もOK！

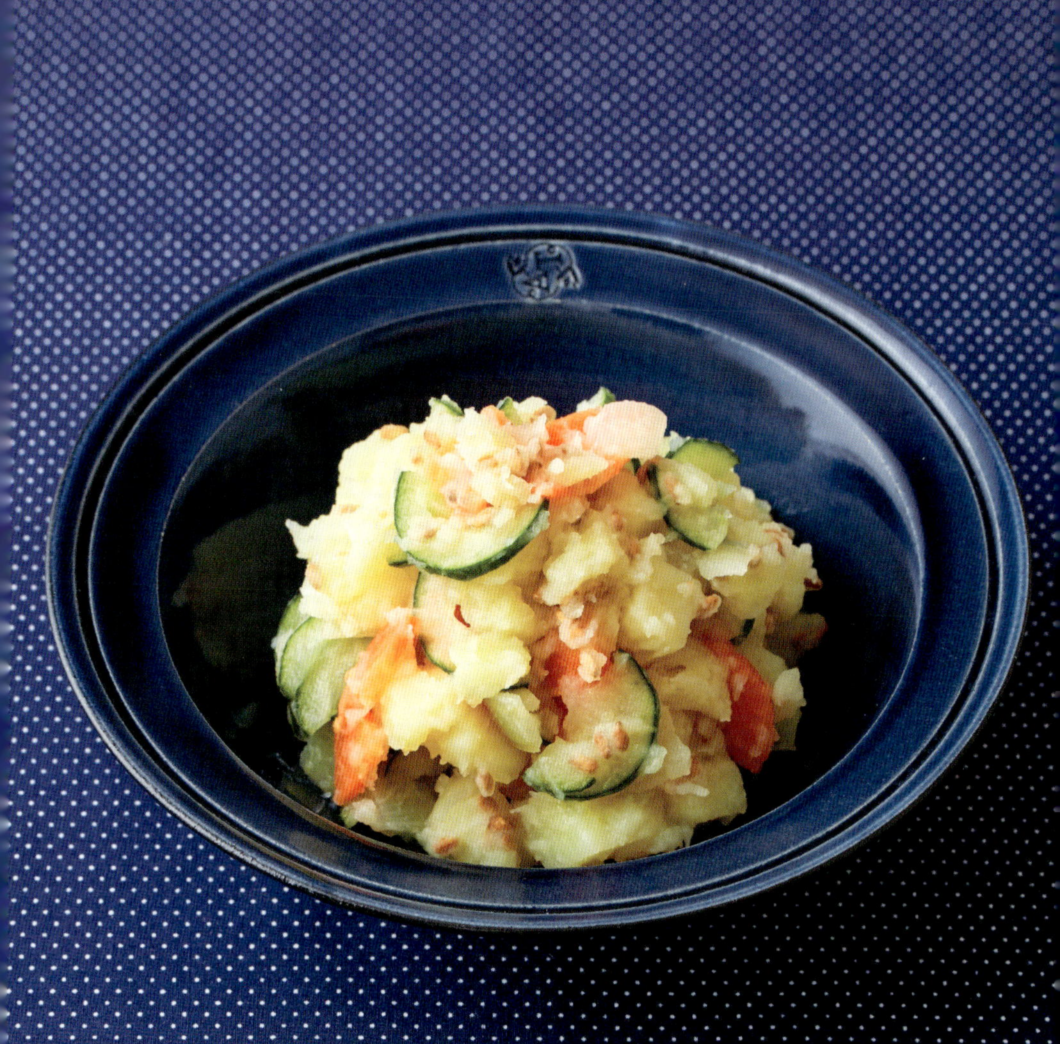

PART 2

「魚介×アマニ」で脳を活性化！

やわらか脳

血液サラサラ

ダイエット

アレルギー緩和

美肌効果

免疫力アップ

Seafood × amani

昔からよく、「頭がやわらかい」とか「頭がかたい」といった表現を用いますが、実際に活発に働く脳はやわらかいそうです。というのは、人間は思考する際、脳内にはりめぐらせた神経細胞同士で情報を受け渡ししていますが、脳の細胞膜がやわらかいとその受け渡しが素早く、スムーズにいくからです。

よって、脳を活発に働かせるためには、脳細胞をやわらかく保つ必要があるのですが、
実は脳の約60％が脂肪でできていて、食事からとった油次第で、
脳の神経細胞はやわらかくなったりかたくなったりします。

脳をかたくする油とは、飽和脂肪酸を多く含む動物性の脂肪。
肉の脂身やバターなどは取り過ぎないよう注意しましょう。
これに対して、脳をやわらかくする油とは、オメガ3系脂肪酸を多く含む油です。

オメガ3系脂肪酸の代表的なものに、魚介類に多く含まれるＤＨＡやＥＰＡがあります。
また、アマニに含まれるα-リノレン酸もオメガ3系脂肪酸のひとつ。
体内でＤＨＡやＥＰＡに変換されて同様に働きます。

つまり、魚介類とアマニ油を組み合わせると、オメガ3系脂肪酸たっぷり！
脳を元気にするスーパー脳活メニューの完成です！

真鯛のシンプルカルパッチョ

アマニ油がDHA・EPAの効果をパワーアップ！
鯛の繊細な味わいと、梅の爽やかな風味が好相性です。

▶ 材料 — 2人分

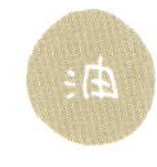

真鯛のさく（刺身用）…… 150g ※薄くそぎ切り
ハーブ入りミックス野菜 …… 適量
Ⓐ（※合わせておく）
- すし酢（市販品）…… 大さじ1
- 練り梅 …… 小さじ2
- アマニ油 …… 大さじ1

▶ 作り方

皿に鯛とミックス野菜を盛り、Ⓐを添える。

POINT

青魚に多く含まれるというイメージの強いDHA・EPAですが、実は真鯛にも豊富に含まれています。抗酸化成分、食物繊維豊富な緑の野菜をたっぷりと添えて。梅のクエン酸には血流改善・疲労回復効果もあります。

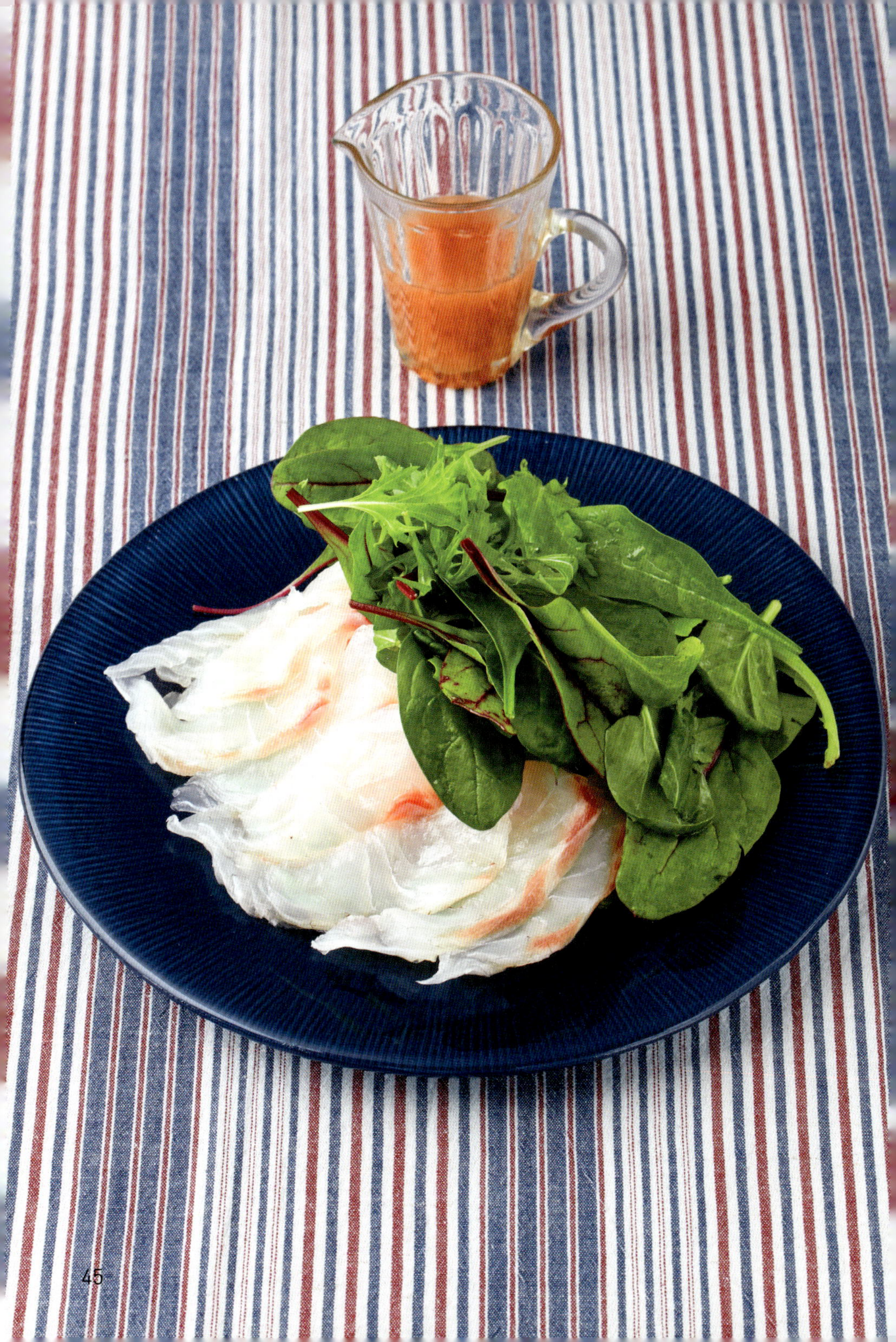

スモークサーモンとモッツァレラチーズのクルクル

抗酸化成分豊富な鮭とアマニ油の相乗効果。
レモンの爽やかな酸味はチーズ、サーモンと好相性です。

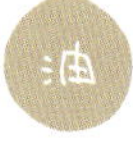

▶ 材料 ― 2人分

モッツァレラチーズ …… 1個（100g）
スモークサーモン …… 6枚
青じそ …… 2枚
Ⓐ
- レモン汁 …… 小さじ2
- 塩 …… 小さじ1/5
- アマニ油 …… 大さじ1

▶ 作り方

❶ モッツァレラチーズはかつらむきにする。チーズにサーモンをのせて手前からしっかり巻き、輪切りにして、青じそを敷いた器に盛る。
❷ Ⓐを合わせたソースをかける。

まぐろのとろろがけ

美と健康に欠かせない成分豊富な長芋。
塩昆布が味のアクセントになります。

▶ 材料 ― 2人分

まぐろの刺身（赤身）…… 150g ※そぎ切り
Ⓐ
- ポン酢 …… 小さじ2
- アマニ油 …… 小さじ2

長芋 …… 100g ※すりおろす
塩昆布 …… 少量

▶ 作り方

❶ Ⓐを合わせて、まぐろと和え、器に盛る。
❷ 長芋をかけ、塩昆布を天盛りにする。

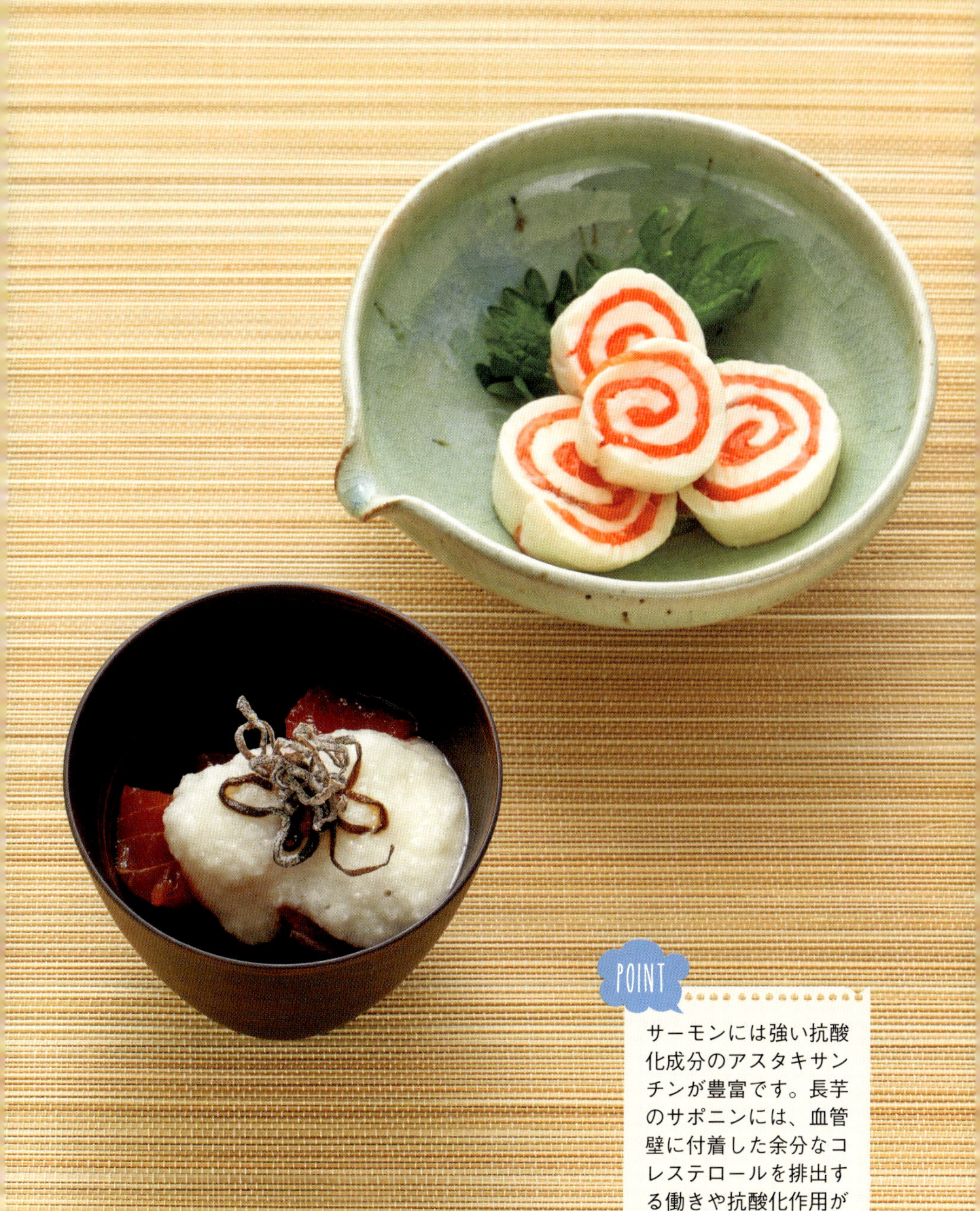

POINT

サーモンには強い抗酸化成分のアスタキサンチンが豊富です。長芋のサポニンには、血管壁に付着した余分なコレステロールを排出する働きや抗酸化作用があります。

あじとあさりのアクアパッツァ

本格的なイタリアンメニューも手軽にフライパンひとつでできます！
煮汁に溶け出したDHA・EPAもソースのアマニ油もパンにつけて余さずに。

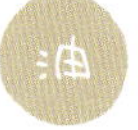

▶ 材料 ― 2人分

あじ …… 大1尾
塩・こしょう …… 少量
オリーブ油 …… 大さじ2
にんにく …… 1片　※スライス
あさり …… 200g
ズッキーニ …… 1/2本　※5mm幅の輪切り
セミドライトマトまたはミニトマト …… 10個　※半分に切る
白ワイン …… 100ml
Ⓐ［バジルソース（市販品）…… 小さじ2
　アマニ油 …… 小さじ2］※合わせておく
ハーブ入りミックス野菜 …… 適量

▶ 作り方

❶ あじは下処理し、全体に塩・こしょうをする。
❷ フライパンにオリーブ油とにんにくを入れて弱火でゆっくり熱し、熱くなってきたらあじを加えてやや強めの火力で両面焼く。
❸ あさり、ズッキーニ、トマトを加えて炒め、ワインを加えて蓋をして火を弱め、蒸し煮にする。
❹ ❸を器に盛る。Ⓐでハーブ入りミックス野菜を和え、添える。

※お好みでパンを添えましょう。バター代わりにⒶのソースをつけるとおいしくいただけます。

※ドライトマトの場合は、ぬるま湯で戻してから、トマトと戻し汁を一緒に使ってください。

POINT

あさりには、血管を丈夫にして動脈硬化を防ぎ、貧血予防にも欠かせないビタミンB_{12}が含まれています。あじは魚の中でも特にDHA・EPAが豊富です。

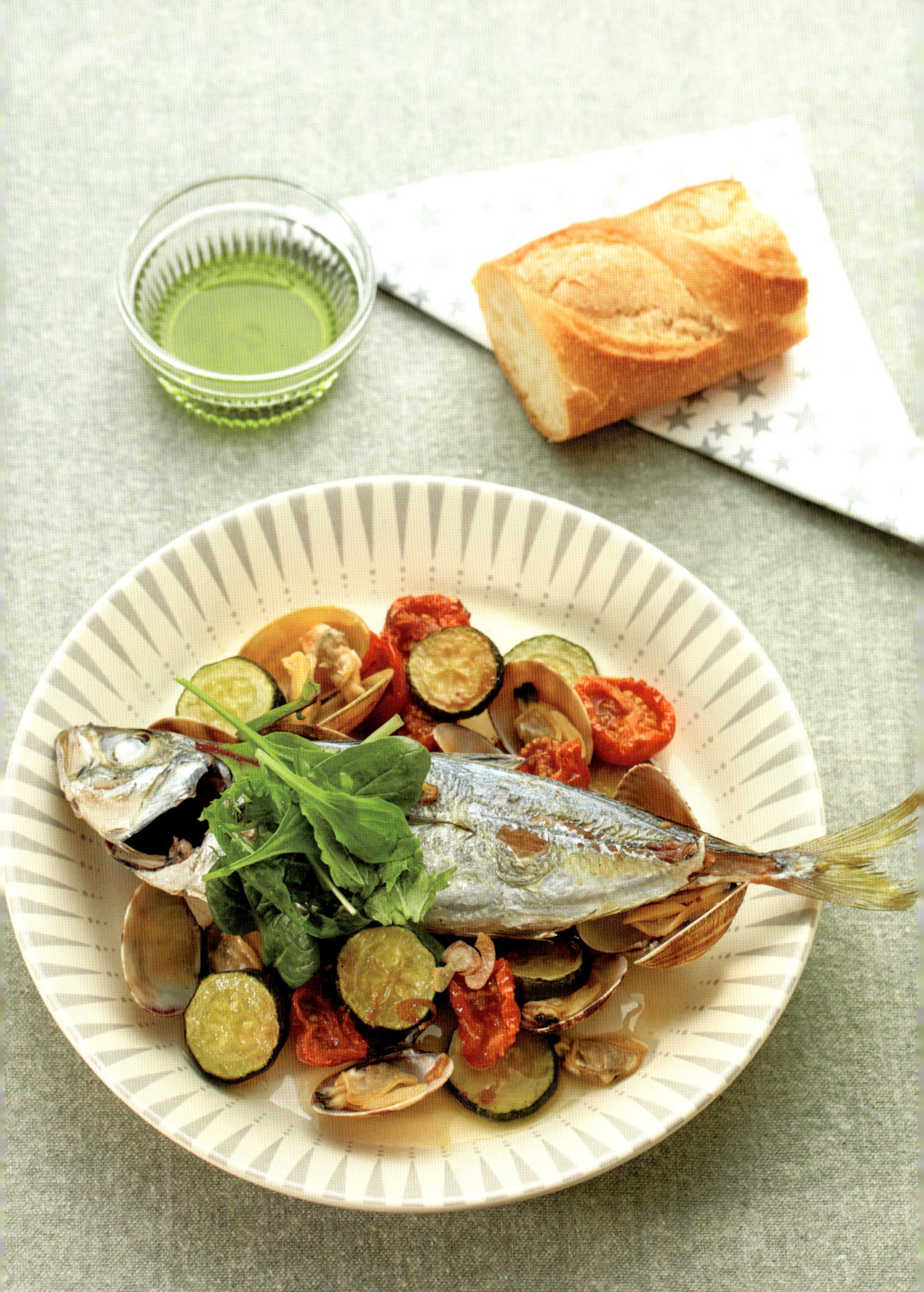

さばの味噌煮

アマニ粉末をプラスした効果で、濃厚で深みのある味噌煮に。
表面の水気をしっかり取ると、魚の臭みが抜けておいしく仕上がります。

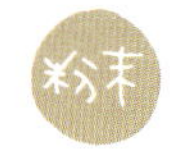

▶ 材料 — 2人分

さば（切り身）…… 2切れ

Ⓐ 水 …… 100ml
　赤ワイン …… 50ml

Ⓑ みりん …… 大さじ2
　赤味噌 …… 大さじ1
（※合わせておく）

細ねぎ …… 2本　※小口切り

アマニ粉末 …… 大さじ1

▶ 作り方

❶ さばは表面の水分をキッチンペーパーでしっかりふき取っておく。

❷ 鍋にⒶを合わせ、❶を入れる。落とし蓋をして中火よりやや弱火で10分煮込む。

❸ ❷にⒷを加え、2～3分煮る。とろみが出てきたら火を止め、アマニ粉末をからめる。

❹ 器に盛り、ねぎをのせる。

POINT

DHA・EPAが豊富なさば。赤ワインを加えて煮ることで、強い抗酸化作用をもつポリフェノールも摂取できます。アマニのペクチンがとろみになってコクが出るので、味噌の量は少なくてOK。減塩効果大です。

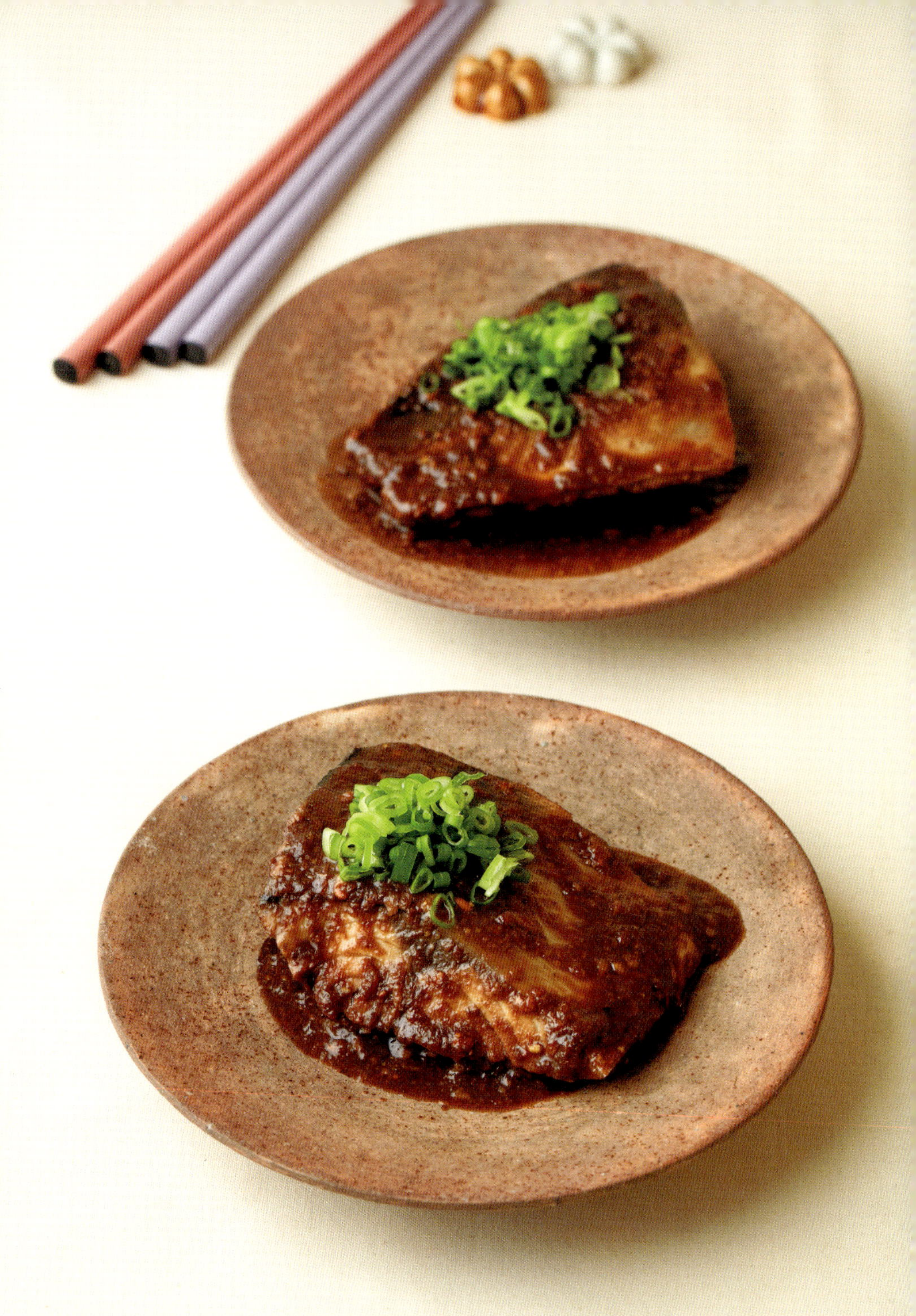

ぶりの塩麹漬け焼き

塩麹に漬け込むことで身がふっくら、塩分も控えめになります。大根おろしにアマニ油を加えると栄養はもちろん、おいしさがいちだんとアップ！

▶ 材料 — 2人分

ぶり（切り身）…… 2切れ
塩麹 …… 小さじ2

Ⓐ
- 大根おろし …… 30g
- レモンの皮 …… 少量 ※すりおろす
- アマニ油 …… 小さじ2

▶ 作り方

1. ぶりは表面の水分をキッチンペーパーでしっかりふき取っておく。
2. 塩麹に一晩、漬け込む。
3. 2の塩麹を軽くふき取ってからグリルで焼き、合わせておいたⒶを添える。

POINT

ぶりは魚介の中でもDHA・EPAの含有量がトップクラス。余さずとりたいものです。DHA・EPAは脂に含まれているので、焼いた際に落ちてしまわないようアルミホイルを敷いて焼くといいでしょう。

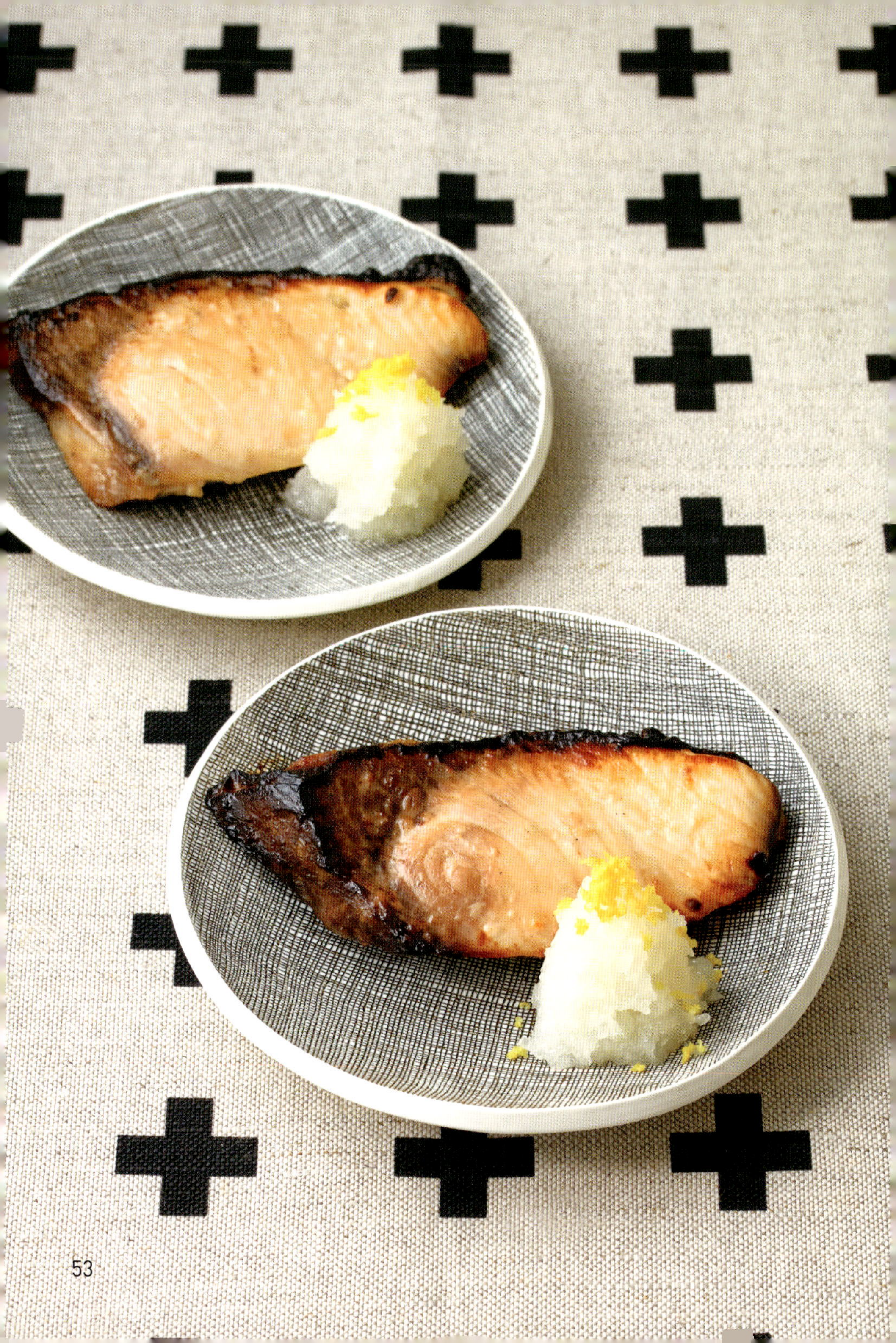

鮭のレモンソテー コクうま緑のタルタル添え

深みのあるソースが鮭のソテーを極上の味わいに。
アマニと鮭のオメガ3ダブルパワーで、脳もイキイキと働きだします。

粒

▶ 材料―2人分

生鮭（切り身）…… 2切れ
塩・白こしょう・小麦粉 …… 各少量
バター …… 10g
オリーブ油 …… 大さじ1
レモン …… 2切れ　※輪切り

Ⓐ（※合わせておく）
- タルタルソース（市販品）…… 30g
- ブロッコリー（ゆでたもの）…… 30g　※細かく刻む
- アマニ粒 …… 小さじ2　※粗く刻む

▶ 作り方

❶ 鮭は表面の水分をキッチンペーパーでしっかりふき取り、塩・こしょうをし、表面に小麦粉をまぶしておく。
❷ フライパンにバターとオリーブ油、レモンを入れて中火で熱し、❶を入れてバターを焦がさないように両面焼く。
❸ 皿に鮭を盛り、Ⓐを添える。

※お好みでパンを添えても可。

POINT

鮭に含まれる強い抗酸化成分・アスタキサンチンとともに、アマニ油に含まれるオメガ3系脂肪酸が脳細胞を元気に！ ブロッコリーには高い抗酸化力をもつビタミンEやルティン、ビタミンC、β-カロテン、葉酸などが含まれていて、鮭の抗酸化力をパワーアップしてくれます。

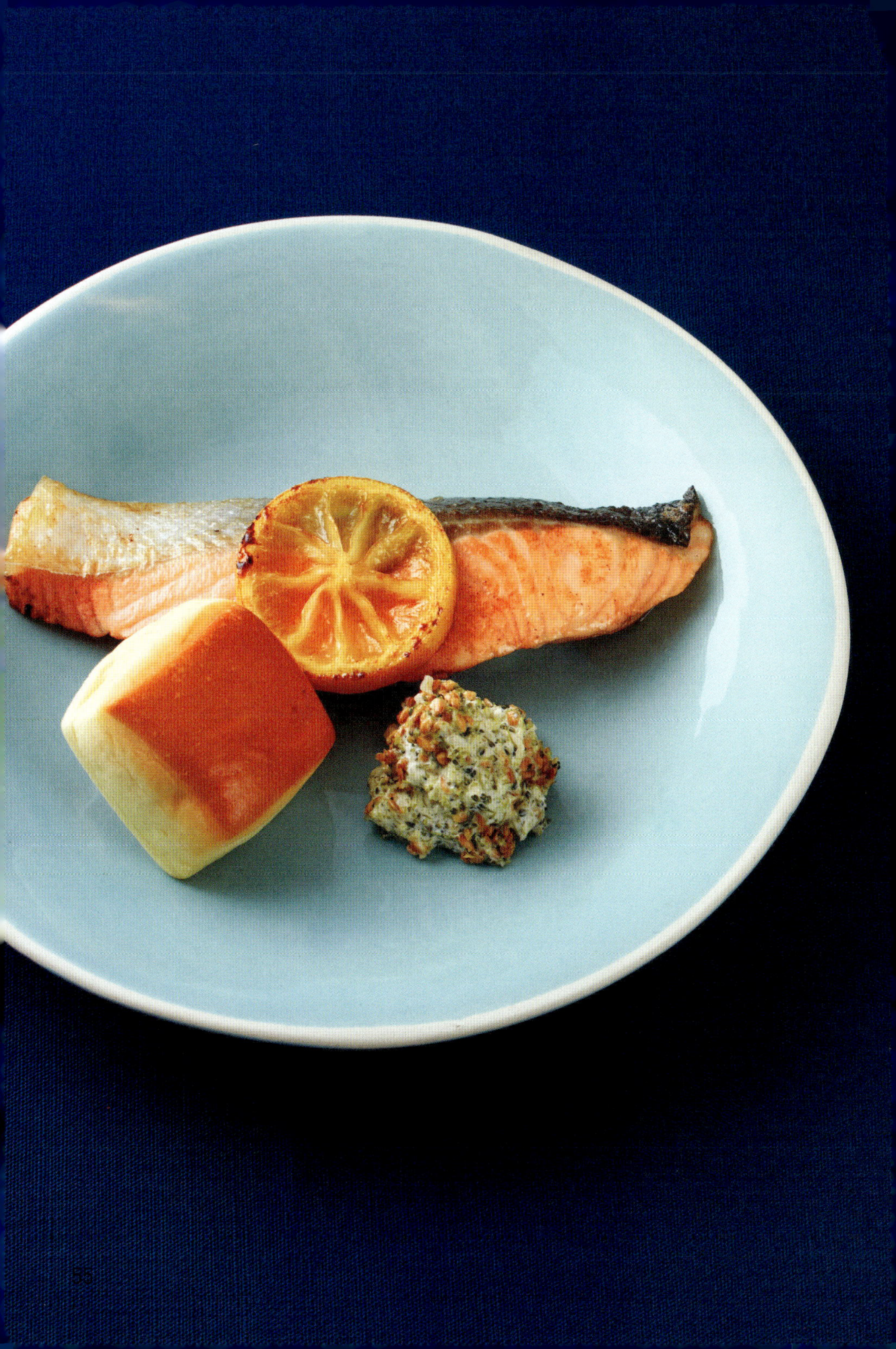

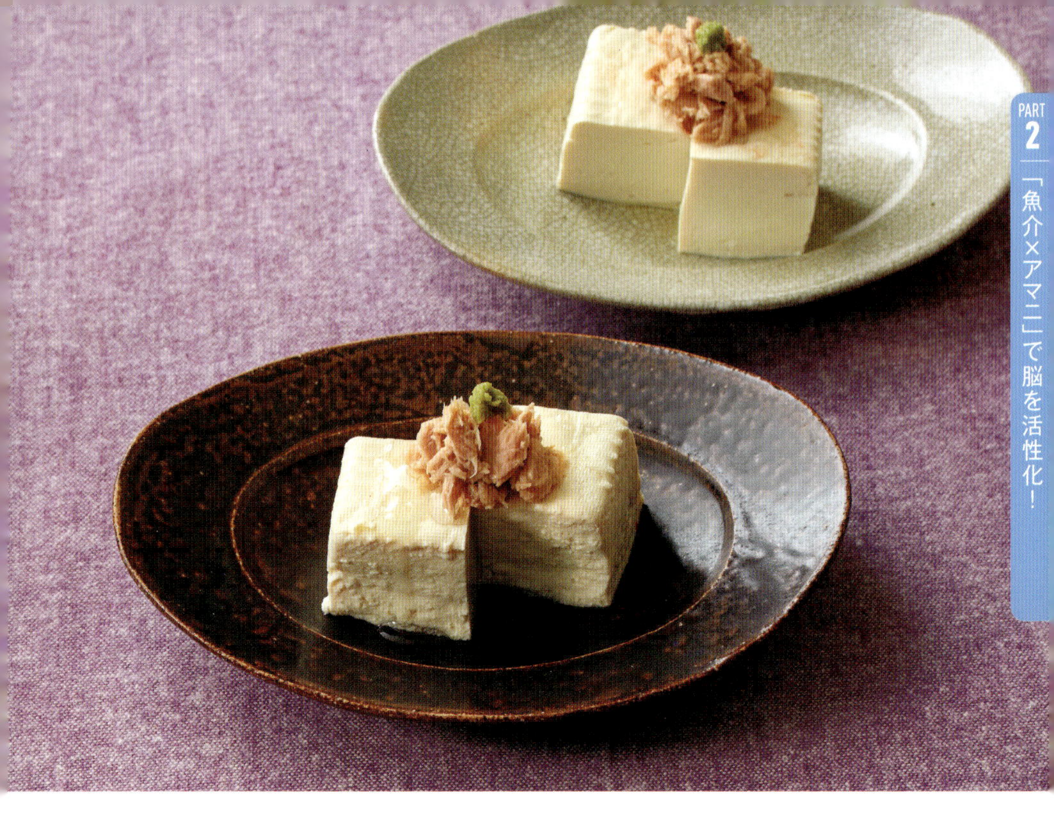

魚の缶詰を使って…①

ノンオイルツナやっこ 

「魚を自分で料理するのは難しい!」「時間がない!」という人も
缶詰を使えば簡単! アマニ油で食べごたえも出ます。

▶ 材料 ― 2人分

木綿豆腐 …… 1/2丁
ツナ缶(ノンオイル)<小> …… 1個(70g)
わさび …… 少量
岩塩 …… 少量
アマニ油 …… 小さじ2

▶ 作り方

お皿に豆腐を盛り、ツナ、わさびをのせる。
味のアクセントに岩塩を添え、アマニ油をたらす。

POINT

豆腐の原料、大豆にはリジン、トリプトファンなどの必須アミノ酸が豊富。疲労回復やストレス緩和に役立つといわれます。女性ホルモンと同様の働きをするイソフラボンも摂取できます。

魚の缶詰を使って…②

さんまの蒲焼きごはん

粒

しょうがの爽やかな香りが食欲を刺激。
DHA・EPAが溶け出た缶詰の汁も活用します。

▶ 材料 — 2人分

さんま缶 …… 1個(100g) ※汁も使用
米 …… 1合 ※洗う
しょうが …… 大1片 ※せん切り
アマニ粒 …… 大さじ1

▶ 作り方

❶ 米にさんま缶の汁を加え、炊飯器の目盛まで水を入れる。米の上にさんまをのせて、ふつうに炊く。
❷ 炊き上がったら❶のさんまを軽くほぐし、しょうがとアマニ粒を入れ全体を混ぜ、皿に盛る。

POINT

しょうがには、血行をよくする機能性成分がたっぷり含まれ、冷え症改善や美肌に役立ちます。アマニ粒を加えることで血管を強化し、さらに血のめぐりを改善します。

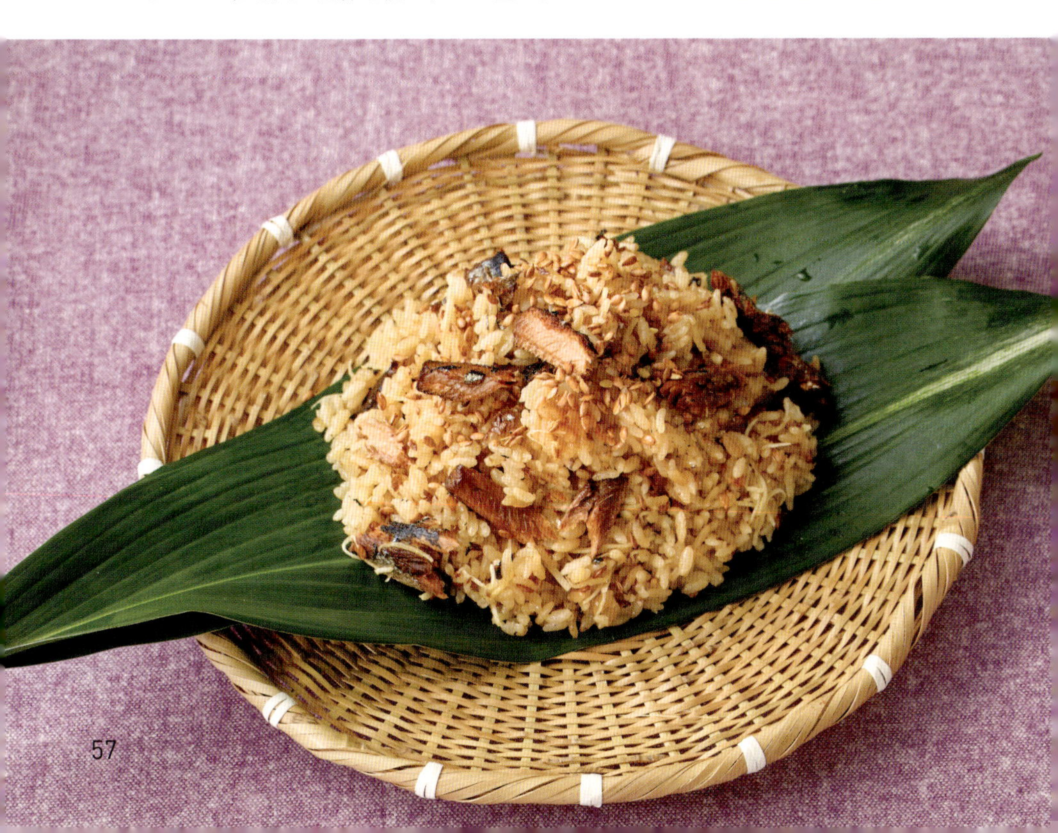

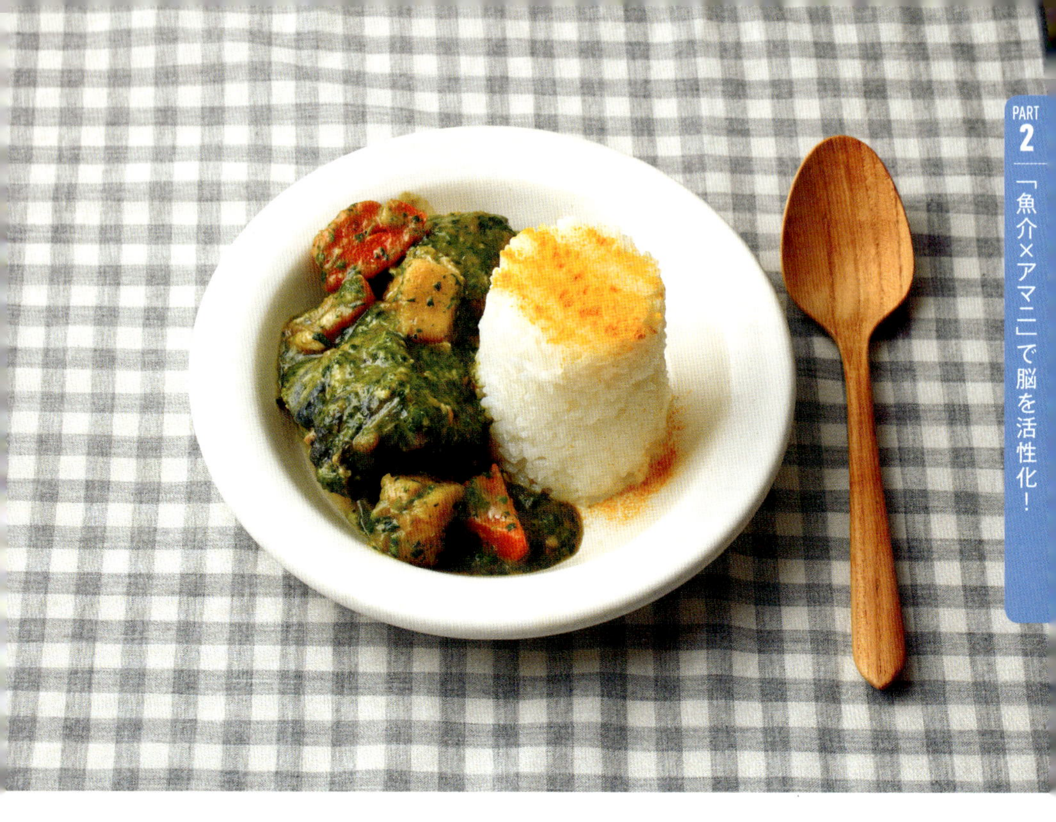

魚の缶詰を使って…③

さばとほうれん草のカレー

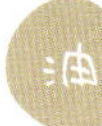

レトルトのカレーをアレンジするだけで、本格的な味に変身!
ほうれん草の葉酸やβ-カロテンも一緒にとれます。

▶ 材料 ― 2人分

レトルトカレー …… 1袋(200g)
さばの水煮缶<大> …… 1個(180g) ※汁も使用
ほうれん草 …… 50g
ごはん …… 適宜
ターメリック …… 適宜
アマニ油 …… 小さじ2

▶ 作り方

1. ほうれん草はゆで、さば缶の汁と一緒にミキサーにかける。
2. カレーを鍋で温め、1とさばを加えてひと煮する。
3. ごはんを器に盛ってターメリックをふる。2をよそってアマニ油をかける。

POINT

さばの水煮缶はさまざまな料理に使えるので、常備しておくと便利。DHA・EPAは缶汁にも抜け出ているので捨ててしまわず、ぜひ汁ごととれるよう工夫をしましょう。

魚の缶詰を使って…④

鮭缶のチーズリエット

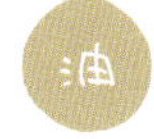

鮭の缶詰とクリームチーズを混ぜ合わせた栄養価の高い一品。
アマニ油を回しかけて、なめらかな食感に。

▶ 材料 — 2人分

鮭水煮缶 …… 1/2個(90g) ※汁は切る
クリームチーズ …… 50g
鶏がらスープの素(粉末) …… 小さじ1/3
牛乳 …… 大さじ1
アマニ油 …… 大さじ1

▶ 作り方

❶ 鮭をほぐしてクリームチーズと混ぜ、牛乳で溶いたスープの素を合わせる。
❷ ❶をココットに入れ、表面にアマニ油をスプーンで薄く広げる。
※パンやトーストに塗って食べてください。

POINT

鮭は魚にしてはめずらしく、ビタミンB群が豊富。疲労回復に有効なB_1や、肌や髪を美しく保つのに欠かせないB_2、貧血予防に効果を発揮するB_{12}などが含まれます。

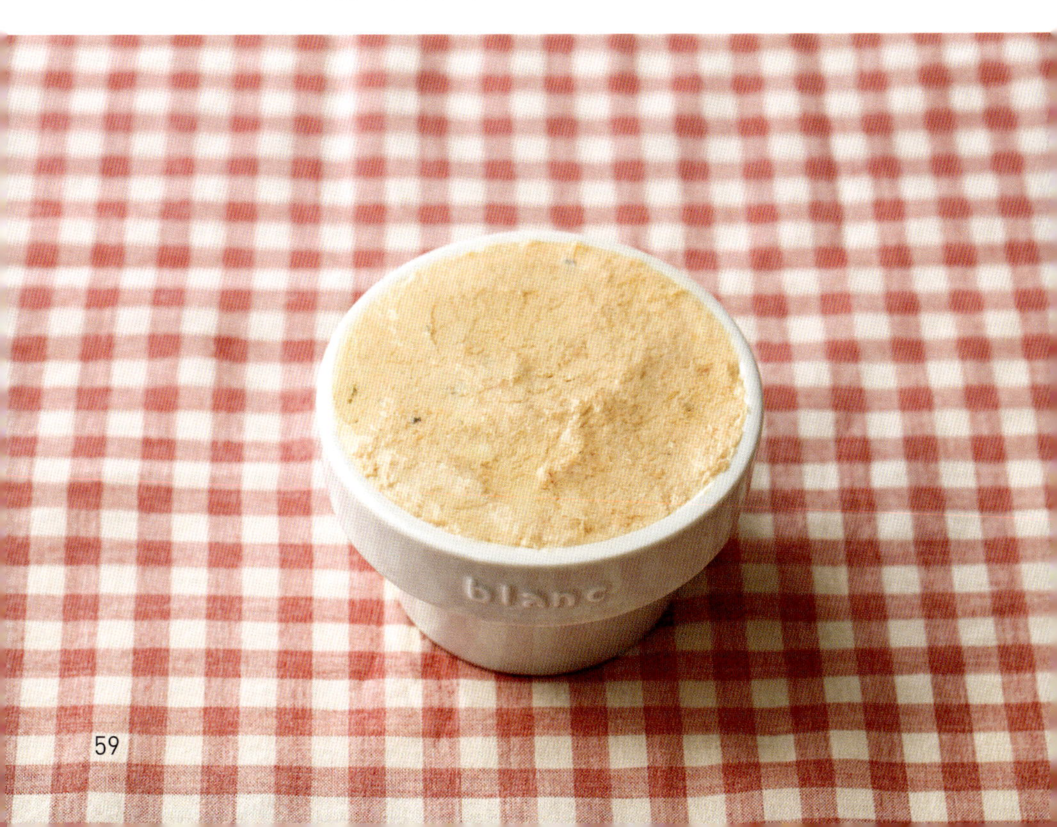

PART 3

「肉×アマニ」で筋肉力アップ！

筋肉をつくる　細胞活性化　美肌・美髪

免疫力をアップ　代謝を高める

タンパク質は筋肉、髪、肌、骨など、全身の細胞をつくる材料になります。
筋肉が落ちやすい中高年以降は意識してとるようにしましょう。
筋肉が落ちると、代謝が落ちて肥満の原因にもなります。
また、タンパク質には体の抵抗力を高め、免疫力をアップする働きもあります。
肉より魚メニューを好む高齢の方や、脂肪をとりたくないという女性は肉を避けがちですが、

Meat × amani

牛肉、豚肉、鶏肉……、肉はどれも、必須アミノ酸を
バランスよく含む良質なタンパク質源ですから、不足しないよう
一週間のメニューの中でバランスよく取り入れたいものです。

ただし、肉の脂身には飽和脂肪酸が多く含まれており、悪玉コレステロールを増やしたり、
体内の細胞膜の老化を促したりする要因になります。
そこで、逆の作用、すなわち悪玉コレステロールを減らし、細胞を若返らせる働きをもつ
オメガ3系脂肪酸のひとつ、α-リノレン酸豊富なアマニ油を一緒にとるのがおすすめです。
また、タンパク質以外にも牛肉には鉄、豚肉にはビタミンB群、鶏肉にはビタミンAが豊富。
肉それぞれに違う栄養素が含まれるので、上手にローテーションさせてまんべんなくとりましょう。

味噌牛ステーキ丼

香ばしい味噌の香りが牛肉のうまみを引き立てます。
アマニ油をかけると、肉のおかずからもオメガ3系脂肪酸がとれます。

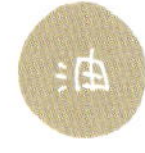

▶ 材料 ― 2人分

牛ステーキ肉 …… 2枚（200ｇ）

Ⓐ（※合わせておく）
- 味噌 …… 大さじ2
- ごま油 …… 大さじ1
- はちみつ …… 小さじ2
- おろしにんにく …… 小さじ1

豆もやし …… 適量
ごはん …… 適量
わさび …… 適量
アマニ油 …… 大さじ1

▶ 作り方

❶ 牛肉はⒶに1時間以上漬けておく。
❷ フライパンを熱し強火で肉の表面をさっと焼き、残った油でもやしを炒める。
❸ 丼にごはんを盛り、もやしを敷く。焼いた肉を食べやすく切ってのせ、❷を盛り、わさびを添えてアマニ油をかける。

※残った漬け込み用の味噌は一度加熱をして、アマニ粉末を混ぜ、ごはんにつけて食べてもおいしいです。

※牛肉は一晩漬け込むと、味がなじみ、さらにおいしくなります。

POINT

牛肉に豊富に含まれるタンパク質は、肌のハリを保つのにも欠かせません。また鉄分もしっかり摂取できるので、鉄分不足による貧血予防や肌のくすみ解消の効果もあります。

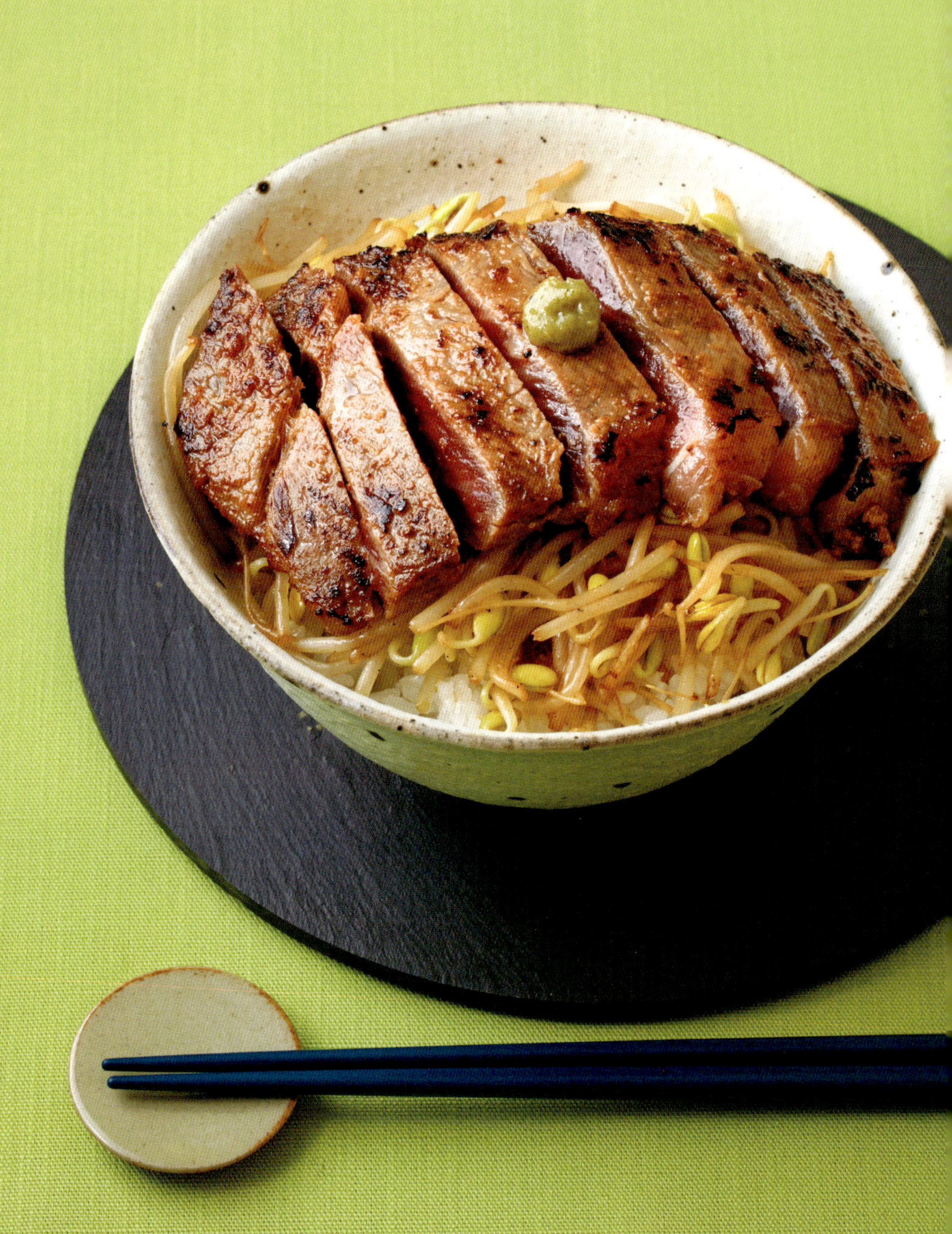

骨付き鶏肉のフリカッセ

フライパンひとつでできる本格フレンチレシピ！
鶏肉のコラーゲン＋アマニ油の美肌ソースは味も抜群です。

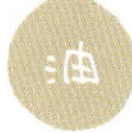

▶ 材料 — 2人分

鶏手羽元 …… 6本
塩・こしょう・小麦粉 …… 各少量
オリーブ油 …… 小さじ2
にんじん …… 1/2本 ※輪切り
セロリ …… 1/2本 ※スライス
水 …… 300ml
コンソメスープの素（キューブ） …… 1個
白ワイン …… 50ml
生クリーム …… 100ml
パセリ …… 適宜 ※みじん切り
アマニ油 …… 小さじ2

▶ 作り方

❶ 鍋にオリーブ油を熱し、中火よりやや弱火でにんじんとセロリを炒め、塩・こしょうをする。小麦粉をまぶした鶏肉を入れ、表面をこんがり焼く。
❷ ❶に水、スープの素、白ワインを加えて落とし蓋をし、アクを取りながら中火よりやや弱火で30分煮込む。
❸ 生クリームを加えて器に盛り、アマニ油をかけてパセリを散らす。

※お好みでパンを添えても可。

POINT

鶏肉も良質なタンパク質源。手羽元にはゼラチン質が多く、コラーゲン豊富です。鶏肉には粘膜を丈夫にするビタミンAも豊富に含まれているので、風邪予防のためにもぜひ積極的に食べましょう。

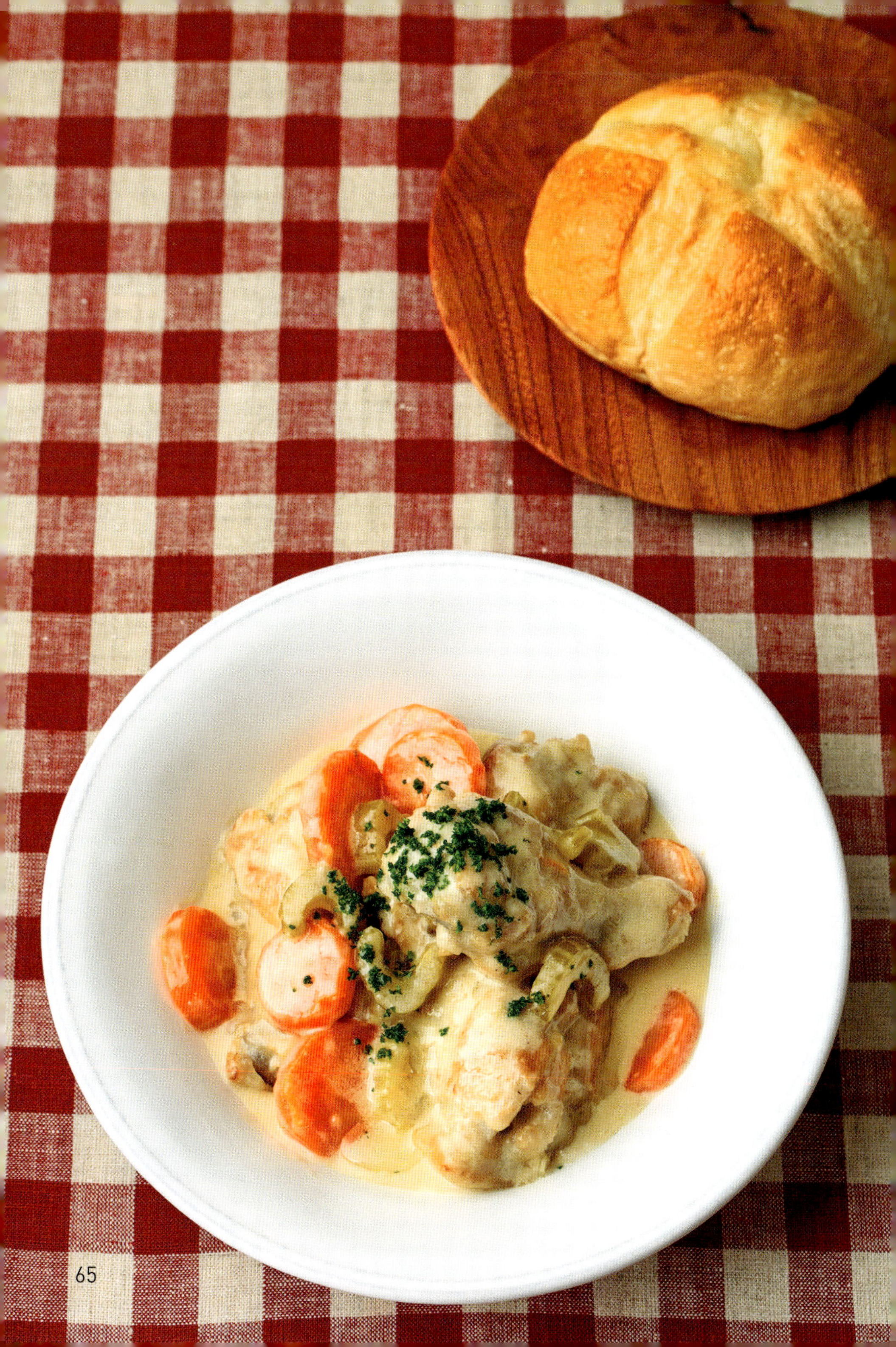

大豆と手羽先の小梅煮

小梅を加えて煮ることで、爽やかな酸味をプラス。食が進みます。さらに梅のクエン酸とアマニ効果で、代謝を促して血流をよくします。

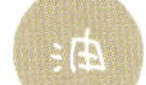

▶ 材料 — 2人分

手羽先 …… 200g
大豆（ゆで） …… 100g
Ⓐ
- 水 …… 250ml
- 砂糖 …… 大さじ1
- みりん …… 大さじ1
- しょうゆ …… 大さじ1

小梅 …… 30g
アマニ油 …… 小さじ2
アマニ粒 …… 小さじ2

▶ 作り方

❶ 手羽先は手羽中と先端を関節から切り離し、骨に沿って切り込みを入れる。全体に熱湯をかけておく。
❷ 鍋にⒶを合わせて火にかけ、煮立ったら❶、大豆、小梅を加えて落とし蓋をし、アクを取りながら煮汁が少なくなるまで煮る。
❸ 器に盛り、全体にアマニ油とアマニ粒をかける。

POINT

手羽先のコラーゲンと大豆イソフラボンは、美肌効果が期待できる食べ合わせ。コラーゲンは煮汁に溶け出るので、煮こごりにしていただくのもおすすめです。

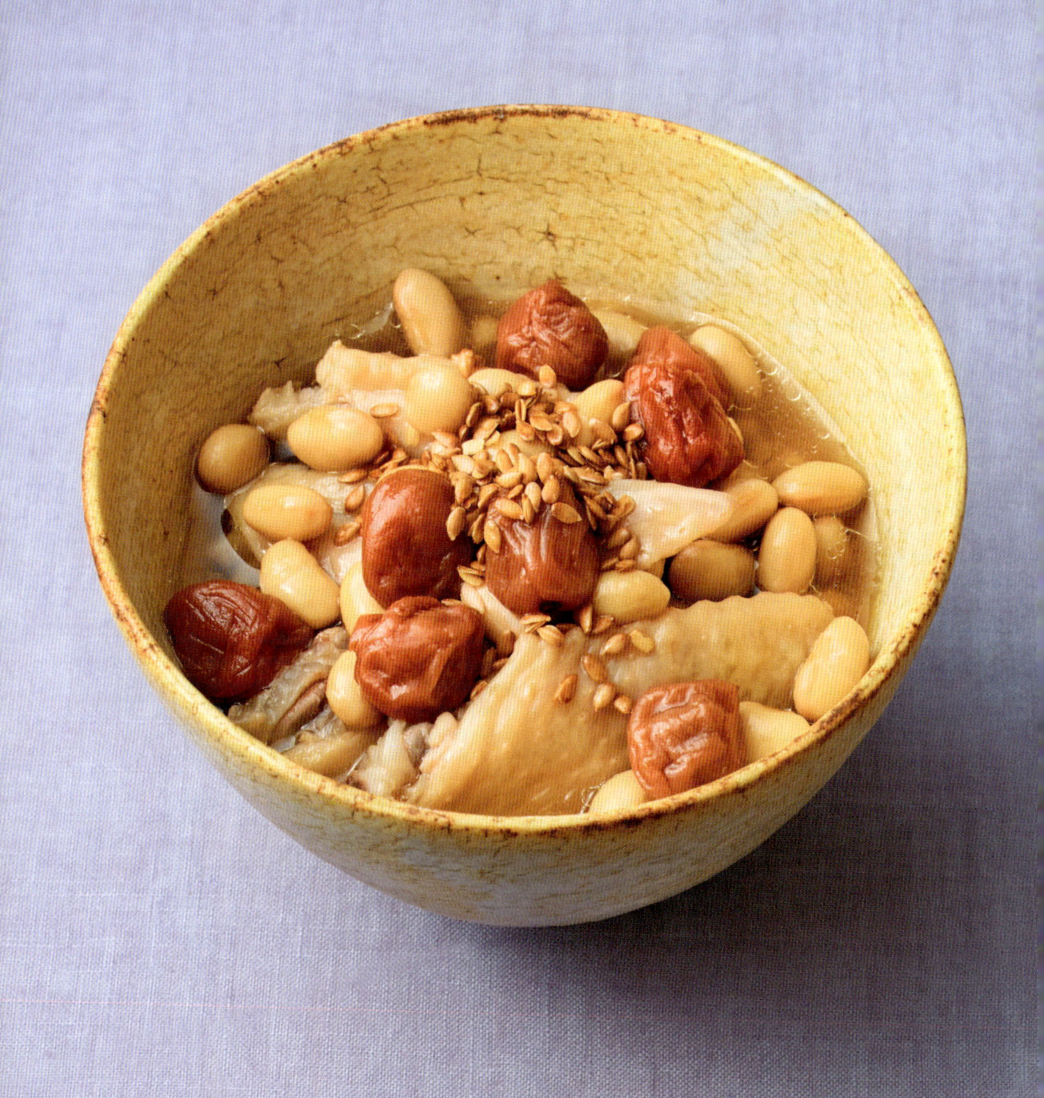

豚肉とごぼうのしゃぶしゃぶ

さっとゆでた豚肉と季節の野菜を一緒にいただきましょう。
ポン酢にアマニ油を加えるとぐっとコクが出ます。

▶ 材料—2人分 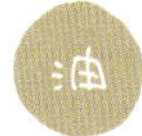

豚バラ薄切り肉 …… 120g
ごぼう …… 50g ※ピーラーでスライス
アスパラガス …… 2本 ※根元を除き、縦半分に切る
かぼちゃ …… 50g ※スライサーで薄く切る
Ⓐ［ポン酢しょうゆ …… 大さじ1
アマニ油 …… 小さじ2］※合わせておく
粒マスタード …… 適量

▶ 作り方

❶ 鍋にお湯を沸かし、酒（分量外・水500mlに対して大さじ2）を加え、豚肉と野菜をさっとゆでて氷水に取る。
❷ しっかり水分を切った❶を皿に盛り、Ⓐと粒マスタードを添える。

POINT

ビタミンB群たっぷりの豚肉で代謝アップ。ごぼうからはオリゴ糖もとれます。オリゴ糖は善玉菌のエサになって腸内環境改善。腸を整えると、免疫力アップにもつながります。

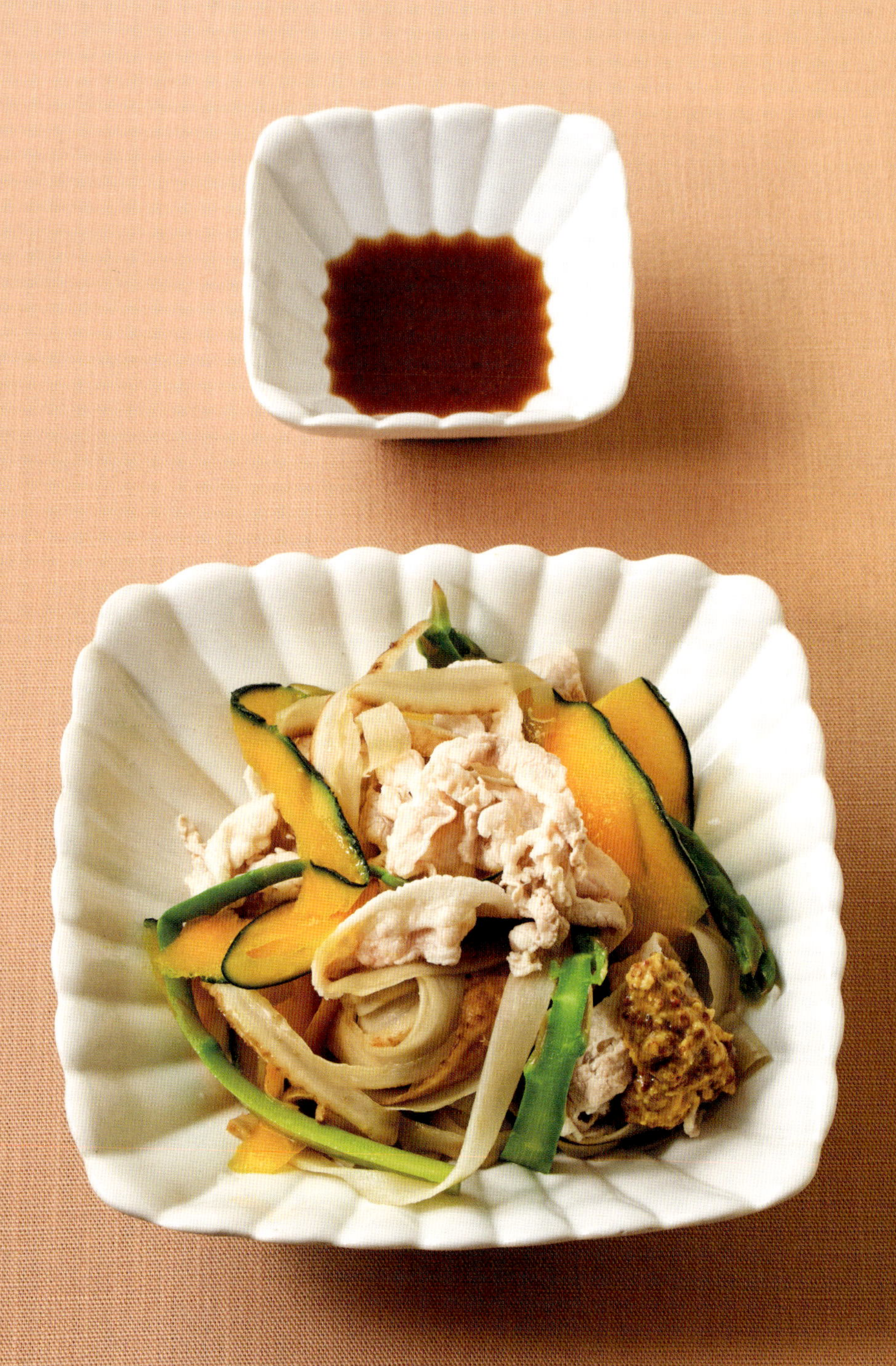

揚げ鶏のアマニ粒ソースがけ

鶏肉が塩麹の働きでふっくらやわらかく。
アマニと練乳のコクで、塩分控えめ。

粒

▶ 材料 ― 2人分

鶏もも肉（から揚げ用）…… 200g
塩麹 …… 大さじ1
片栗粉 …… 適量
揚げ油 …… 適量
Ⓐ ※合わせておく
- マヨネーズ …… 小さじ2
- 加糖練乳 …… 小さじ1
- アマニ粒 …… 大さじ1

▶ 作り方

1. 鶏肉は塩麹に1時間以上漬け込んでおく。
2. 片栗粉をまぶして170℃の油で揚げる。
3. Ⓐで2を和える。

鶏肉とカシューナッツのオイル炒め

鶏肉は脂身の少ないむね肉を使用。
フライパンでの揚げ焼きで油も少なく。

粒

▶ 材料 ― 2人分

鶏むね肉 …… 60g ※2cm角に切る
酒・しょうゆ・片栗粉 …… 各少量
サラダ油 …… 適量
にんにく・しょうが …… 各1/2片 ※みじん切り
ピーマン・パプリカ（赤）・ゆでたけのこ・玉ねぎ …… 各40g
※1.5cm角に切る
カシューナッツ …… 30g
Ⓐ ※合わせておく
- しょうゆ …… 小さじ1と1/2
- 砂糖 …… 小さじ1強
- ごま油 …… 少量
- 酒 …… 小さじ1
- オイスターソース …… 小さじ1

アマニ粒 …… 小さじ2

▶ 作り方

1. 鶏肉に、酒・しょうゆをからめて15分以上おき、片栗粉をまぶす。
2. フライパンに少し多めの油をひき、1を揚げ焼きにし、取り出しておく。
3. 2のフライパンでにんにくとしょうがを炒め、野菜を加えて中火で炒める。揚げ焼きした鶏肉を加えて炒め、カシューナッツを加える。
4. Ⓐを加え、とろみがついたらアマニ粒を加えて混ぜる。

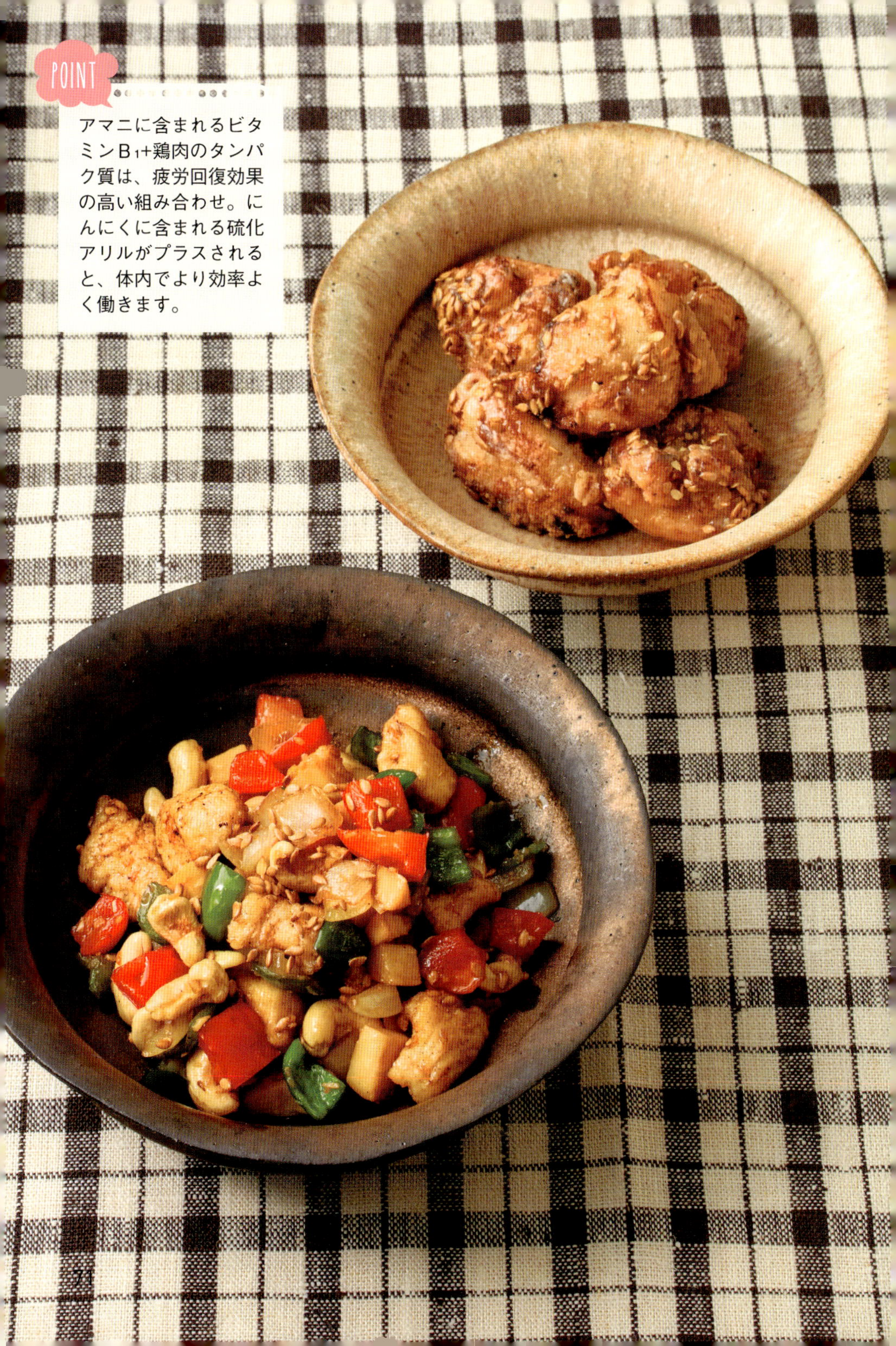
POINT
アマニに含まれるビタミンB_1+鶏肉のタンパク質は、疲労回復効果の高い組み合わせ。にんにくに含まれる硫化アリルがプラスされると、体内でより効率よく働きます。

レンジゆで豚と海藻のアマニヨーグルトソース

豚肉には糖質の代謝を促すビタミンB1がたっぷり。発酵食品＋アマニ油のおいしいソースが腸を元気にします。

油

▶ 材料 — 2人分

豚ヒレ肉 …… 160g
塩麹 …… 大さじ1
海藻ミックス（乾燥品）…… 10g
ハーブ入りミックス野菜 …… 1袋
青じそ …… 6枚
Ⓐ
プレーンヨーグルト …… 大さじ3
味噌 …… 小さじ2
砂糖 …… 小さじ1
アマニ油 …… 小さじ2

▶ 作り方

❶ 豚肉のまわりに塩麹を塗り、レンジ対応の保存袋に入れ1時間以上おく。
❷ ❶を電子レンジ（600W）で5分加熱し、そのまま冷ます。
❸ 冷ました豚肉を7mm厚に切り、水で戻した海藻、ミックス野菜、青じそを一緒に盛る。Ⓐを合わせたソースを添える。

POINT

動物性脂肪は取り過ぎると腸内環境の悪化を招く原因になるので、腸内環境を整える成分を積極的にとりましょう。ヨーグルトや味噌などの発酵食品や食物繊維豊富な海藻類が強い味方です。

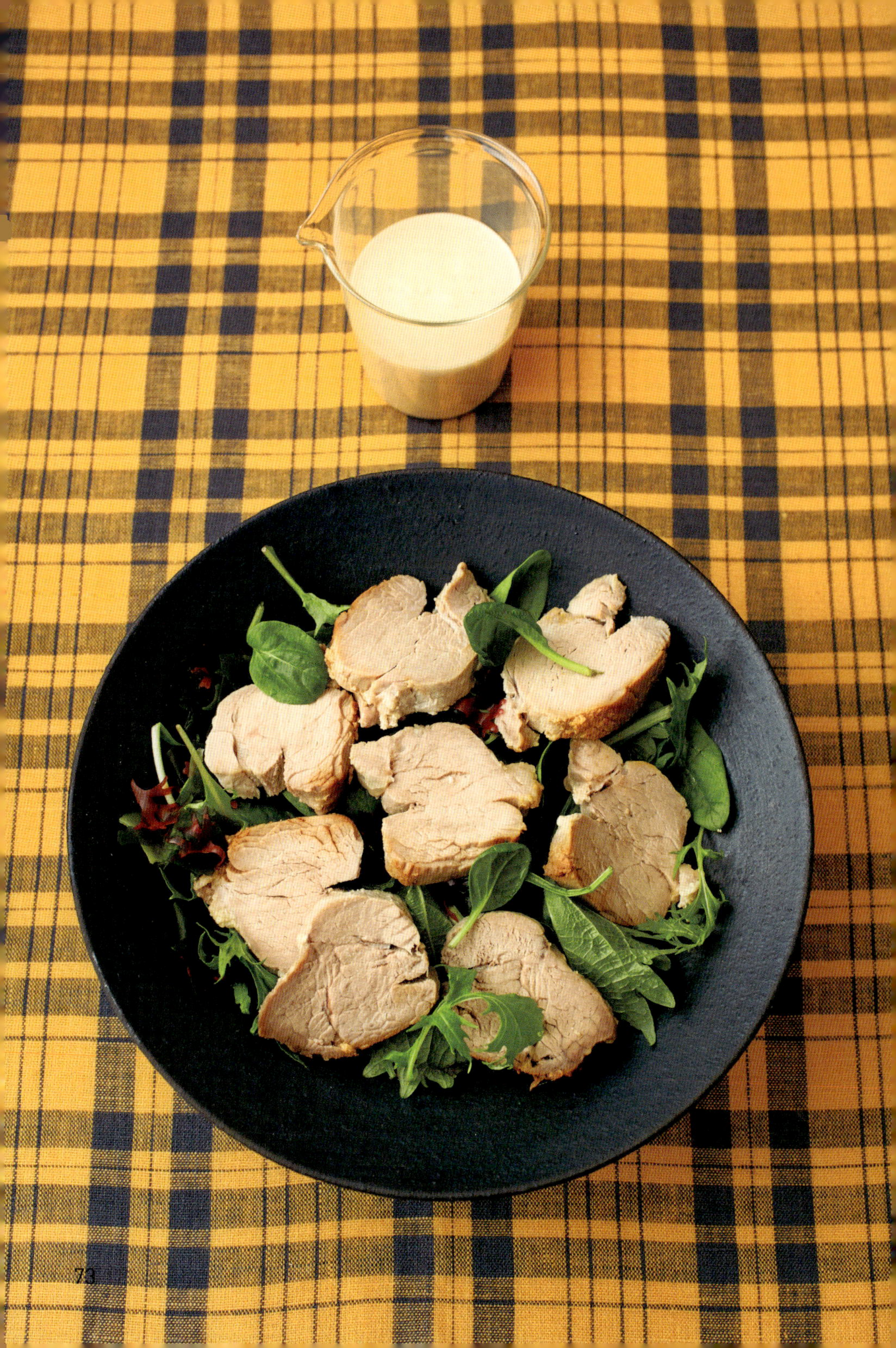

PART 4

「糖質×アマニ」で生活習慣病を撃退！

血糖値コントロール

糖尿病予防

動脈硬化予防

ダイエット

塩分排出

Carbohydrate × amani

お米やパン、麺類の主成分である糖質は、人間が活動するエネルギーになります。
つまり、人間の体にとって必要なものですが、その取り方にはちょっと気をつける必要があります。

糖質はブドウ糖に分解され、腸で吸収されて血液に取り込まれます。
そして、血液中の糖の量を示す血糖値を上昇させます。

このとき、白米や白パンなど精製された穀物は、血管に取り込まれるスピードが速いため、血糖値を一気に上昇させてしまい、血管内が高血糖状態になってしまいます。

高血糖、つまり血管内に余分な糖があふれた状態は、細胞のダメージにつながります。肌の細胞がダメージを受ければ、たるみやシワの原因に。血管の細胞がダメージを受ければ、血管を硬くもろくし、動脈硬化の原因になります。

糖質をとる際には、血糖値を急上昇させないよう、ブドウ糖の吸収スピードを抑える働きのある、食物繊維やミネラル豊富な食品と一緒にとりましょう。

アマニ粒には、食物繊維やミネラルが豊富に含まれているので、ぜひ主食に上手に組み合わせてください。
また、こうした細胞のダメージをやわらげてくれるオメガ3系脂肪酸が豊富なアマニ油も活用を！

春キャベツとアマニ粒のペペロンチーノ風

粒

キャベツには食物繊維が豊富に含まれるほか、
胃粘膜を保護する働きをするビタミンUも豊富です。

▶ 材料 ― 2人分

オリーブオイル …… 大さじ1
おろしにんにく …… 小さじ1
玉ねぎ …… 1/2個　※薄くスライス
キャベツ …… 1/4個　※ザク切り
ソーセージ …… 6本　※縦半分に切る
鶏がらスープの素（粉末） …… 小さじ2
スパゲティ（1.4mm） …… 100g　※ゆでる
アマニ粒 …… 小さじ2

▶ 作り方

1. フライパンにオリーブオイルとにんにくを弱火で熱し、玉ねぎ、キャベツ、ソーセージを炒める。
2. スパゲティを加えて炒め、スープの素で味を調える。
3. 火を止めてからアマニ粒を加え混ぜ、器に盛る。

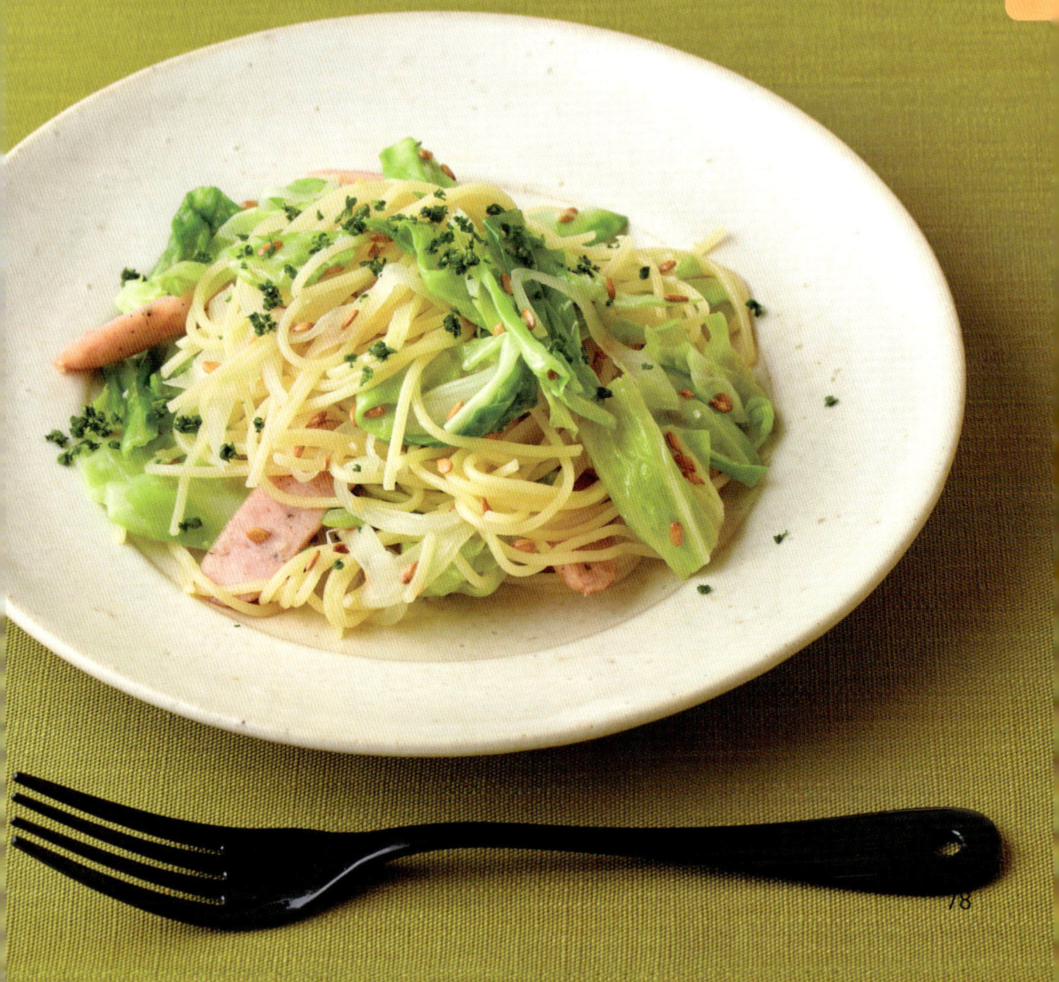

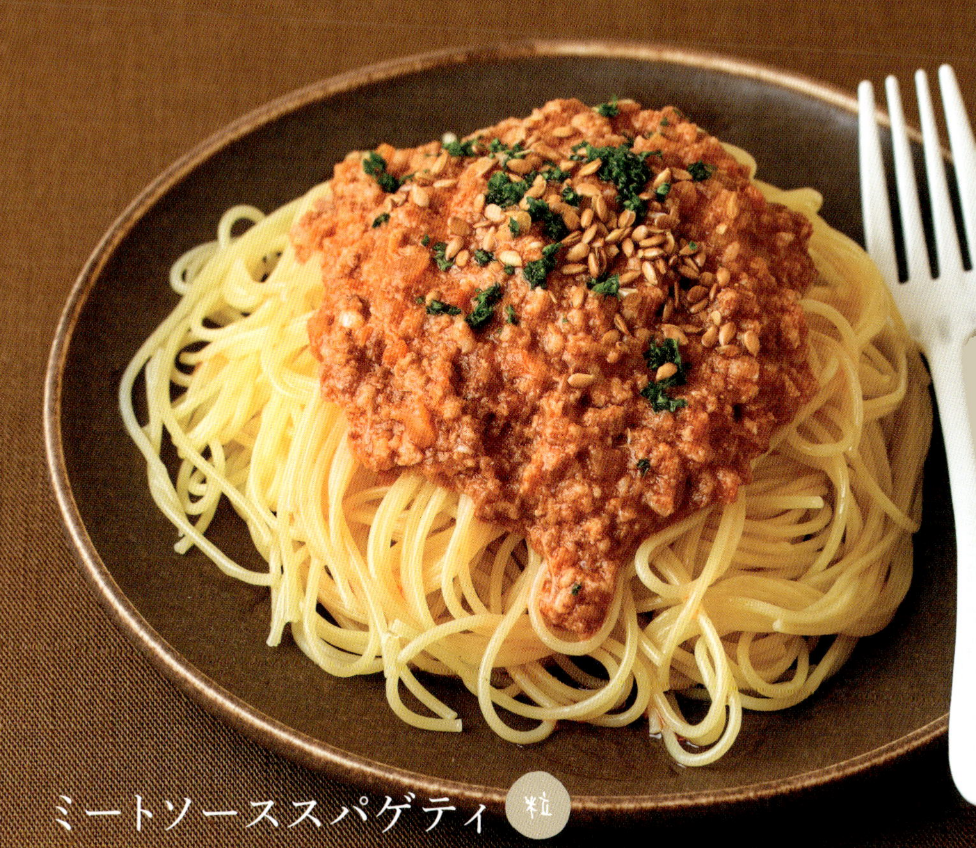

ミートソーススパゲティ 粒

アマニ粒をプラスしてコクととろみをアップ!
ひき肉の飽和脂肪酸の働きをアマニでやわらげて。

▶ 材料 — 3人分

Ⓐ ミートソース(缶詰) …… 1個(290g)
Ⓐ 豚ひき肉 …… 100g
Ⓐ アマニ粒 …… 大さじ1 ※粗く刻む

スパゲティ(1.4mm) …… 150g ※ゆでる
パセリ …… 少量 ※刻む

▶ 作り方

❶ 鍋にⒶを合わせて中火にかけ、混ぜながら5分ほど煮る。
❷ スパゲティを皿に盛り、ソースをかける。器に盛り、パセリを散らす。

※写真は2人分を盛り付けています。

POINT

パスタは糖質量が多いので、血糖値の急上昇に要注意。具材の量を通常のパスタより多めにして麺の量を減らしました。さらに野菜の食物繊維や肉のタンパク質が血糖値の上昇を抑えます。

とうもろこしとベーコンのカルボナーラ風

一般にカルボナーラに使用される生クリームをクリームコーンに置き換えて、よりヘルシーでクリーミーに。

▶ 材料 — 2人分

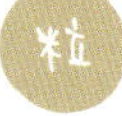

オリーブ油 …… 小さじ2
にんにく …… 1片　※スライス
玉ねぎ …… 1/2個　※スライス
ベーコン …… 2枚(2cm幅)
Ⓐ
- とうもろこしの缶詰(クリーム)＜小＞ …… 1個(190g)
- 牛乳 …… 1カップ
- 鶏がらスープの素(粉末) …… 小さじ2

スパゲティ(1.4mm) …… 100g
※表示より1分短めにゆでる
塩・こしょう …… 少量
パセリ …… 少量　※みじん切り
アマニ粒 …… 小さじ2

▶ 作り方

1. フライパンにオリーブ油とにんにくを弱火で熱し、玉ねぎとベーコンを炒める。
2. Ⓐを加えてとろみがつくまで煮る。
3. スパゲティを加え、麺に汁を含ませながら煮る。
4. 塩・こしょうで味を調える。器に盛り、パセリとアマニ粒を散らす。

POINT

生クリームをクリームコーンに置き換えて、飽和脂肪酸の摂取量を抑えました。さらに、アマニ粒でオメガ3系脂肪酸をプラス。とうもろこしに含まれる食物繊維やカリウムもとれて、血糖値上昇抑制にもつながります。

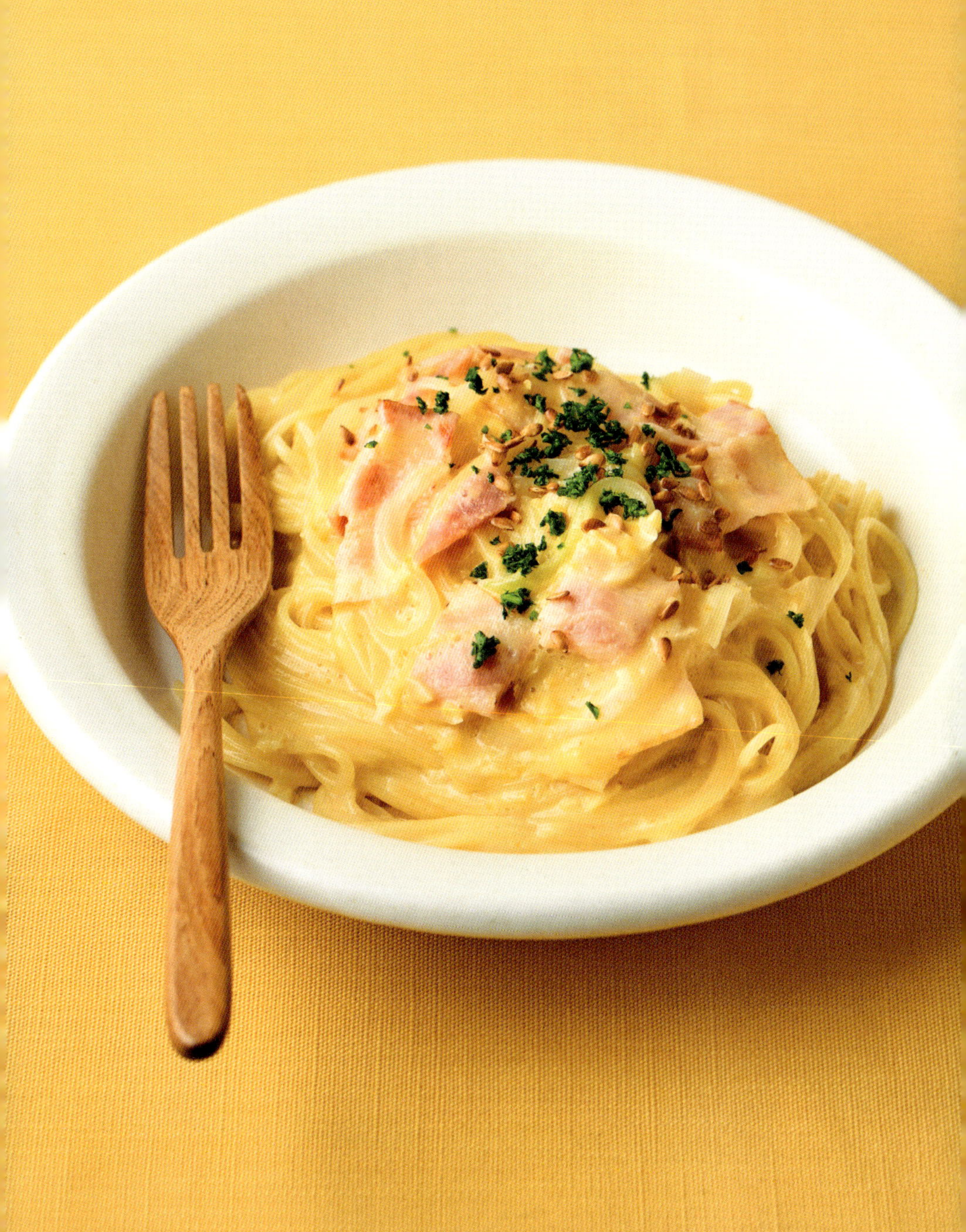

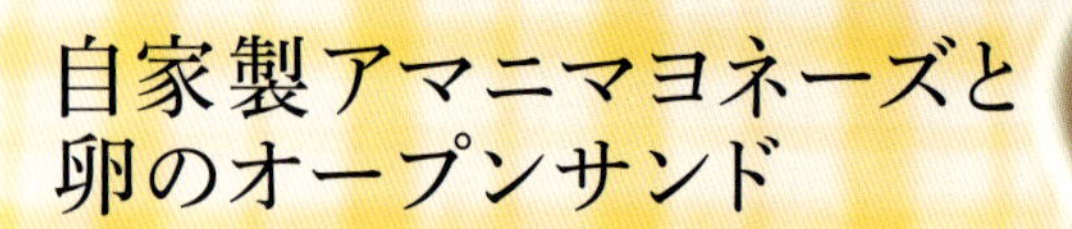

自家製アマニマヨネーズと卵のオープンサンド

アマニ油を使ったマヨネーズでヘルシーに!
卵や酢にも血糖値の上昇を抑える働きがあります。

市販マヨネーズの原料のサラダ油は、摂取量を減らしたいオメガ6系脂肪酸を多く含むので、アマニ油に置き換えて自家製に。塩分も控えめです。

▶材料 2人分　油

ゆで卵 …… 2個
パン …… 適量
ピクルス …… 2本
アマニマヨネーズ（下記参照）…… 大さじ2

▶作り方

1. ゆで卵を粗く刻み、アマニマヨネーズと合わせる。
2. パンにのせ、ピクルスを飾る。

▶アマニマヨネーズ（作りやすい分量）

卵黄 …… 1個
塩・こしょう …… 少量
マスタード …… 小さじ1
米酢 …… 大さじ1
アマニ油 …… 大さじ3

▶作り方

1. ボウルに卵黄と塩・こしょう、マスタードを合わせる。
2. 1にアマニ油を少量ずつ加えながら混ぜ、とろみがついたら酢を少量ずつ加えてできあがり。

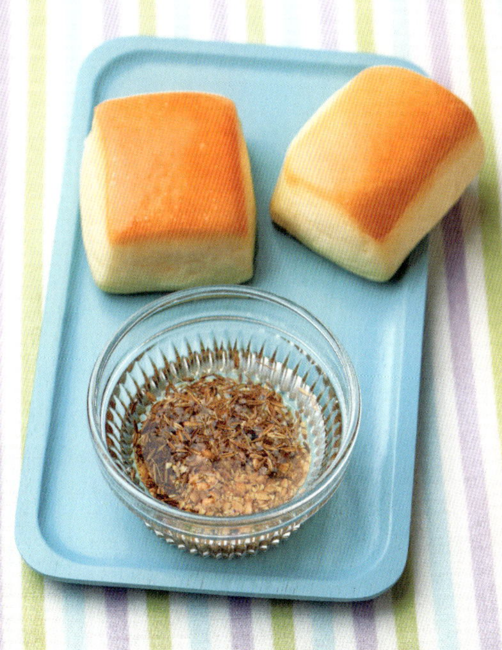

アマニスパイスオイル

マーガリンは、健康にさまざまな害を及ぼすトランス脂肪酸を多く含むので、極力避けて。

▶ 材料 — 2人分　油　粒

Ⓐ
- アマニ油 …… 大さじ1½
- クミンシード …… 小さじ1　※粗く刻む
- アマニ粒 …… 小さじ1　※粗く刻む

パン …… 適量

▶ 作り方

Ⓐを小皿に入れて合わせる。
食べやすい大きさに切ったパンを添える。

※お好みで岩塩を少々加えても可。

バナナピーナツバタートースト

ピーナツバターはビタミンEやミネラルが豊富。
バナナとアマニのカリウムはむくみ解消効果大。

▶ 材料 — 2人分　粉末

胚芽食パン …… 2枚
ピーナツバター …… 適量
バナナ …… 小1本　※輪切り
アマニ粉末 …… 大さじ1

▶ 作り方

パンをこんがりと焼き、ピーナツバターを塗る。全体にアマニ粉末をかけてバナナを並べる。

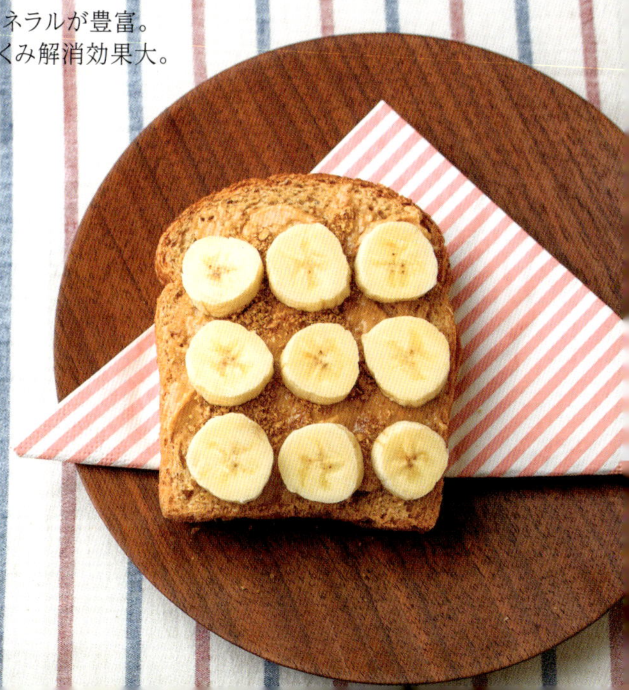

アマニ粒入りシリアルバー

スイーツでもビタミン、ミネラル、食物繊維がとれます。
アマニを加えることで、香ばしさもアップ！

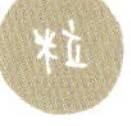

▶ 材料 — 作りやすい分量

マシュマロ …… 100g　※半分に切る
オリーブ油 …… 大さじ1
スキムミルク …… 大さじ3
シリアル …… 100g
アマニ粒 …… 大さじ1

▶ 作り方

1. 耐熱容器にマシュマロを入れて全体にオリーブ油をかけ、ラップを全体にかぶせて電子レンジ(600W)で1分加熱する。
2. スキムミルクを加え、シリアルとアマニ粒を箸で混ぜる。
3. バットにオーブンシートを敷き、2を流して形を整え、冷蔵庫で冷やし固める。
4. 食べやすい大きさに切る。

POINT

精製された穀類を使ったシリアルよりも、麦やオールブラン（小麦の外皮入り）をメインにしたシリアルのほうが、食物繊維やミネラルが豊富です。血糖値の上昇も緩やかになります。

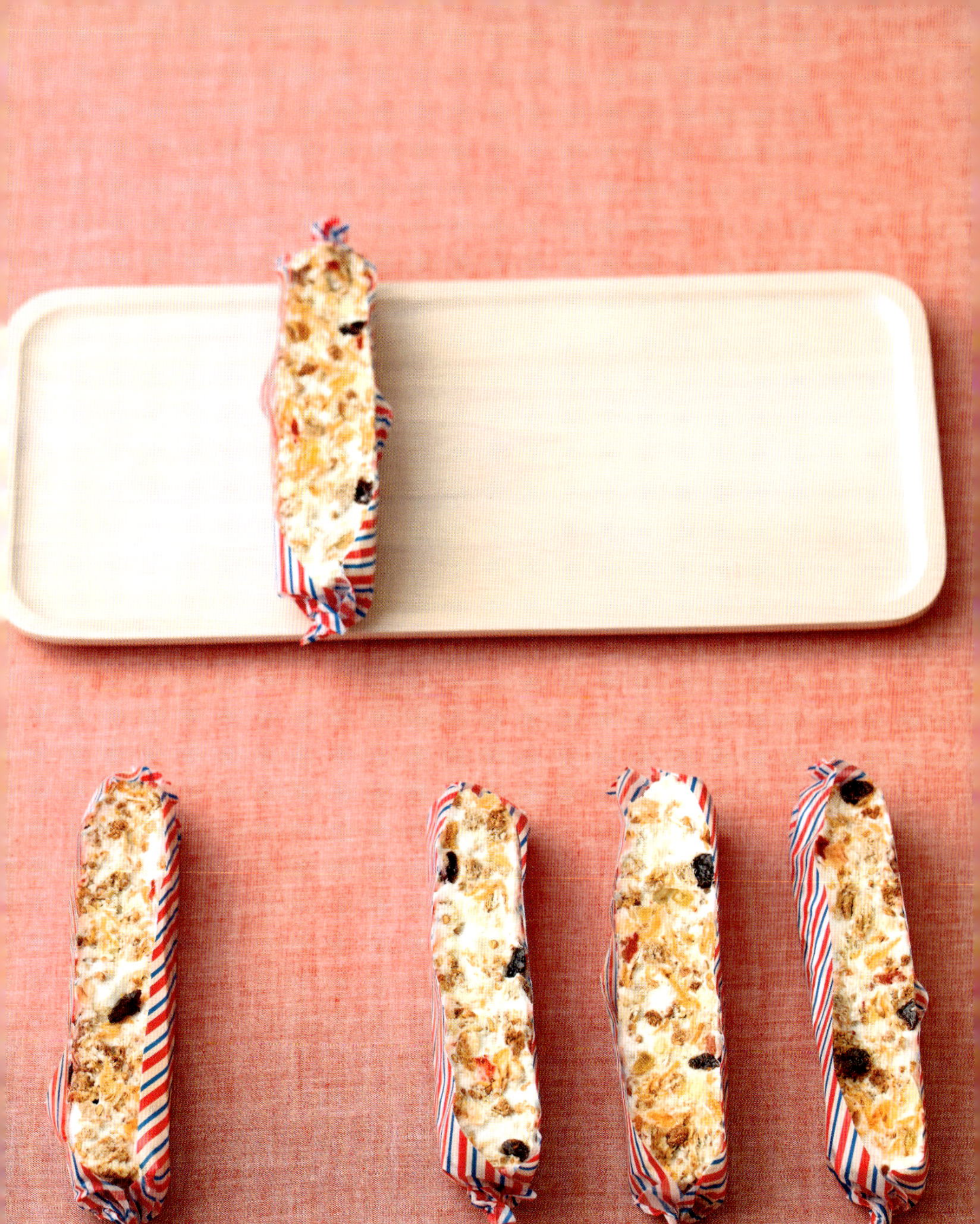

ブランシリアルマフィン

バターやマーガリンを使わずに焼き上げた手作りマフィン。トッピングのアマニ粒がかわいらしさを演出してくれます。

粒

▶ 材料 — 6個分

Ⓐ
- オールブラン …… 75g
- 低脂肪牛乳 …… 130ml

卵 …… 1個

Ⓑ ※合わせておく
- きび砂糖 …… 大さじ1
- 薄力粉 …… 60g
- ベーキングパウダー …… 小さじ1

アマニ粒 …… 大さじ3

▶ 作り方

❶ Ⓐをボウルに合わせてオールブランをふやかしておく。
❷ ❶に溶いた卵を加えて混ぜ、Ⓑをふるいながら加え、アマニ粒も一緒にさっくり混ぜる。
❸ ❷をカップに流し入れ、アマニ粒（分量外）をトッピングする。
❹ 余熱をしておいたオーブントースターに、❸を並べて10〜15分焼く。途中、焦げ目がついてきたらアルミホイルをかける。

POINT

スイーツでもきちんと栄養効果を。手作りマフィンなら、卵や牛乳からタンパク質・ミネラルをしっかり摂取できます。甘みには白砂糖ではなく、ミネラル分も多く含む、きび砂糖を使用しています。

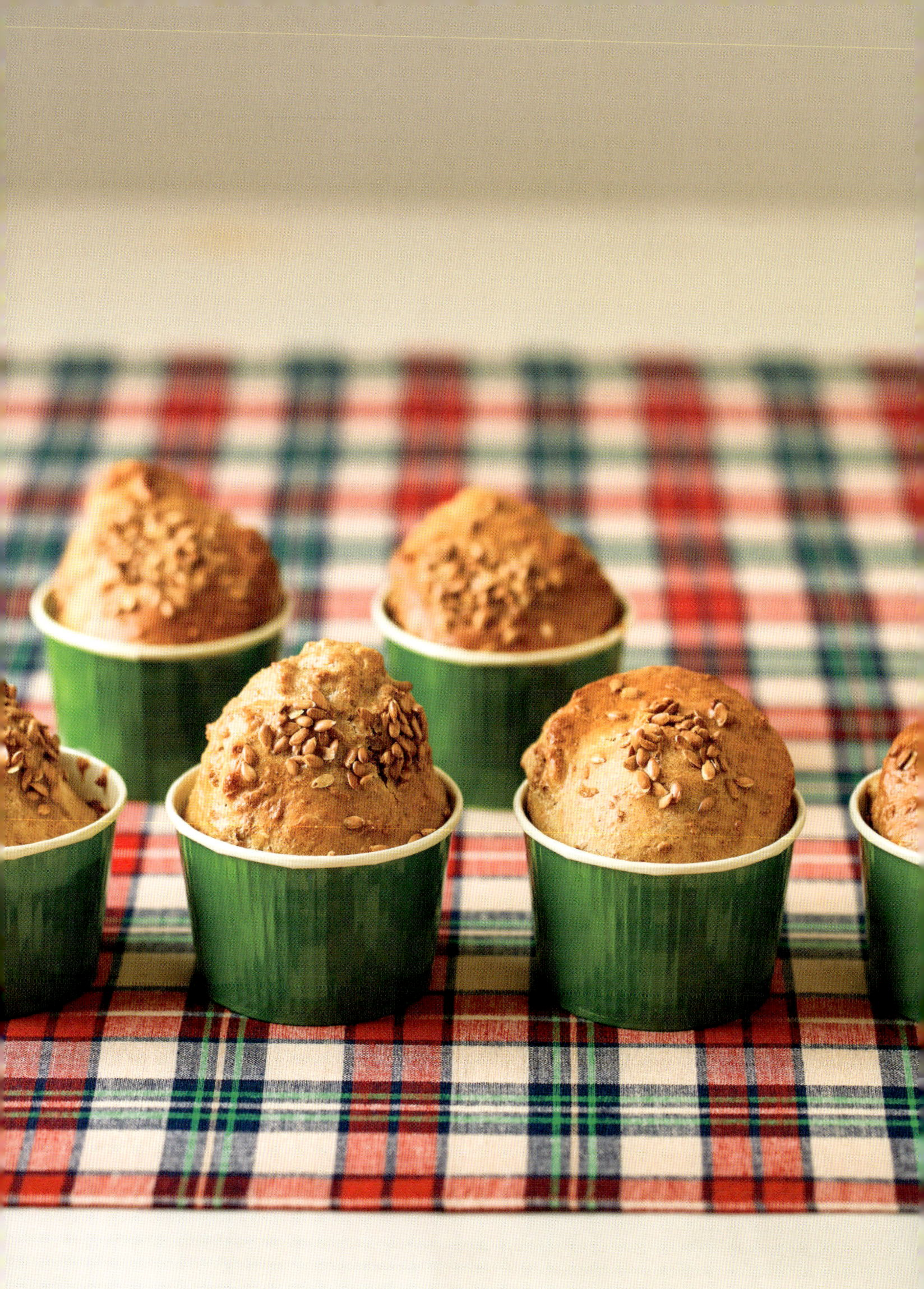

香ばしパンケーキ

アマニの粒を加えるとふんわりとした焼き上がりに。うれしい健康おやつです。朝食にもおすすめ！

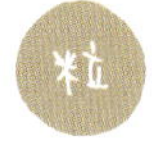

▶ 材料 ― 2人分

Ⓐ
- ホットケーキミックス …… 200g
- 豆乳 …… 200ml
- アマニ粒 …… 大さじ3

メープルシロップ …… 適量
バター …… 適量

▶ 作り方

1. ボウルにⒶの材料を合わせて生地を作る。
2. フライパンを温め、1の生地を流したら弱火にし、フライパンの蓋をして中まで火を通す。
3. 皿に盛り、バターをのせ、メープルシロップをかける。

POINT

卵不使用。悪玉コレステロールが気になる人におすすめ。ホットケーキミックスは糖質が多く、血糖値を上げやすいのですが、アマニ粒や豆乳をたっぷり加えることで血糖値の上昇を抑えています。

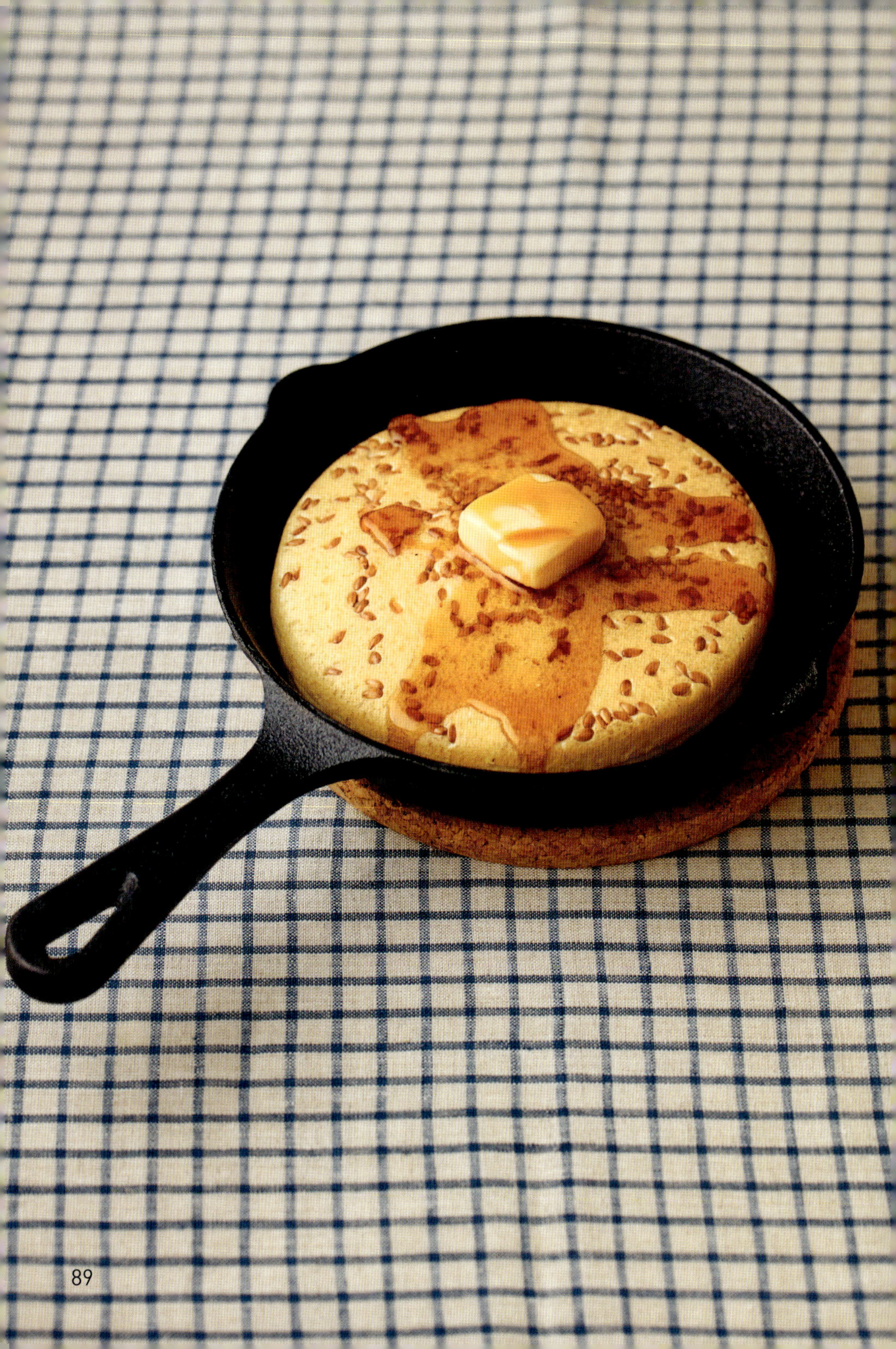

チーズのクイックブレッド

発酵不要！　憧れの手作りパンが簡単にできます。
たっぷりチーズとアマニで栄養バランスも優秀です。

粒

▶ 材料 — 12個分

Ⓐ
- 小麦粉 …… 200g
- ベーキングパウダー …… 小さじ2
- ピザ用チーズ（シュレッドタイプ） …… 50g
- プロセスチーズ …… 50g ※5mm角に切る
- アマニ粒 …… 大さじ3

Ⓑ ※合わせておく
- 牛乳 …… 140ml
- プレーンヨーグルト …… 60ml
- はちみつ …… 小さじ1
- 塩 …… 小さじ1/5

▶ 作り方

❶ ボウルにⒶの材料を合わせる。
❷ ❶にⒷを加え、しっとりするまで箸で混ぜる。
❸ 天板にオーブンシートを敷き、❷をヘラで落とし、形を整えて小麦粉（分量外）をふる。
❹ 190℃に予熱したオーブンで20〜25分、表面に焦げ目がつくまで焼く。

POINT

乳製品には血糖値の上昇を抑える働きが。牛乳、ヨーグルト、チーズをたっぷり使ったパンはその効果大。同じく血糖値の上昇を抑制するカルシウムやマグネシウムもしっかり摂取。カルシウムには中性脂肪を燃やす働きもあります。

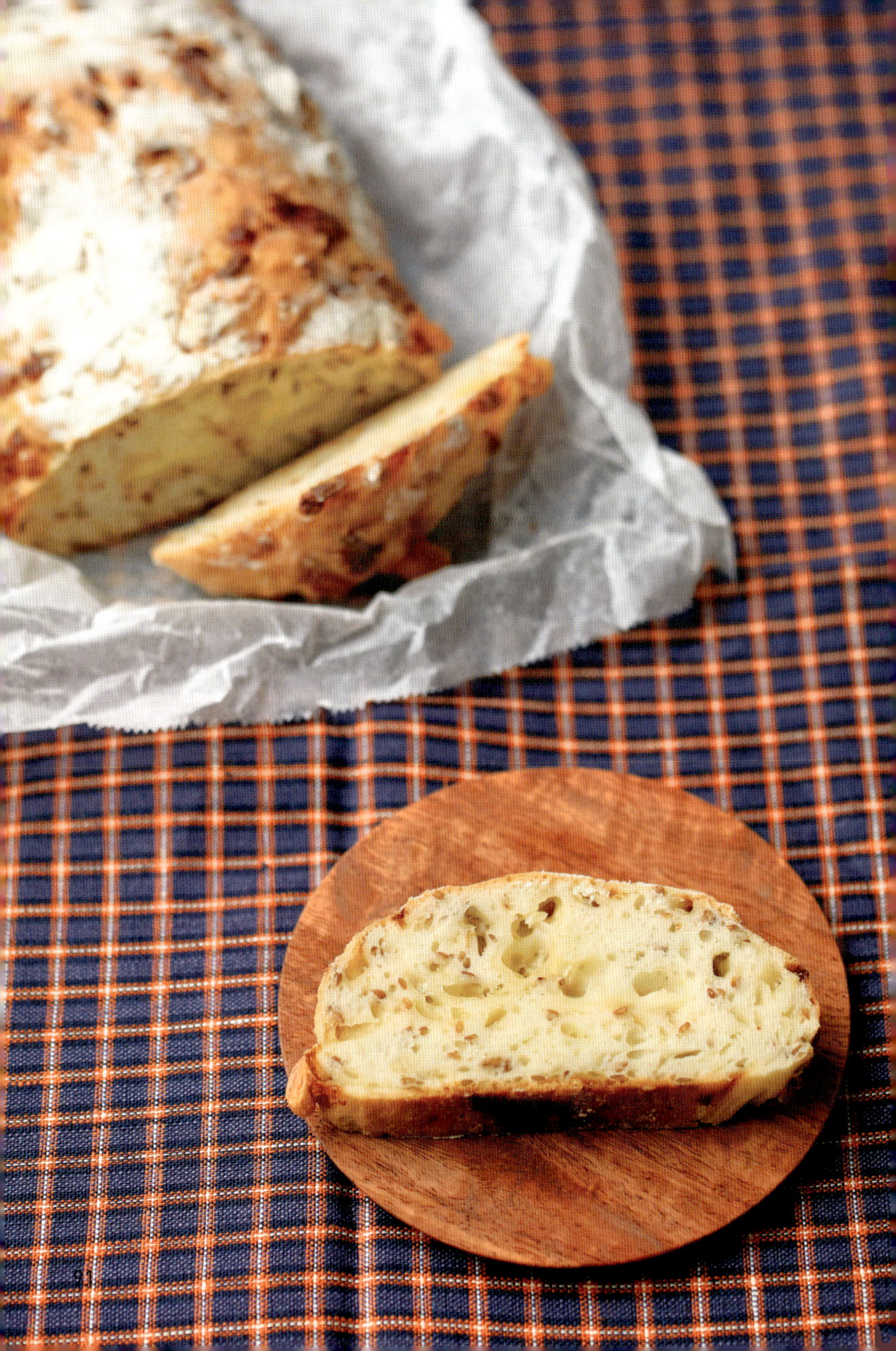

さっくさくクッキー

トランス脂肪酸を多く含むショートニングの摂取はNGですが、バターはときにはOK。ごほうびスイーツとして、適量を楽しんで。

粒

▶ 材料－作りやすい分量

バター …… 90g
きび砂糖 …… 30g
薄力粉 …… 125g
粉砂糖 …… 適量
アマニ粒 …… 大さじ3

▶ 作り方

1 ボウルにバターを入れてホイッパーでクリーム状にし、きび砂糖を混ぜる。薄力粉とアマニ粒を加え、箸でしっとりするまで混ぜる。
2 1を15等分して丸め、天板に並べる。
3 180℃に予熱したオーブンで、うっすら焦げ目がつくまで15～20分焼く。
4 仕上げに粉砂糖をまぶす。

POINT

白砂糖を体内で代謝すると、ビタミンB1を大量消費してしまい、体の負担に。代わりにミネラル豊富なきび砂糖を使いましょう。アマニ粒のオメガ３系脂肪酸がバターの動物性脂肪の影響を軽減します。

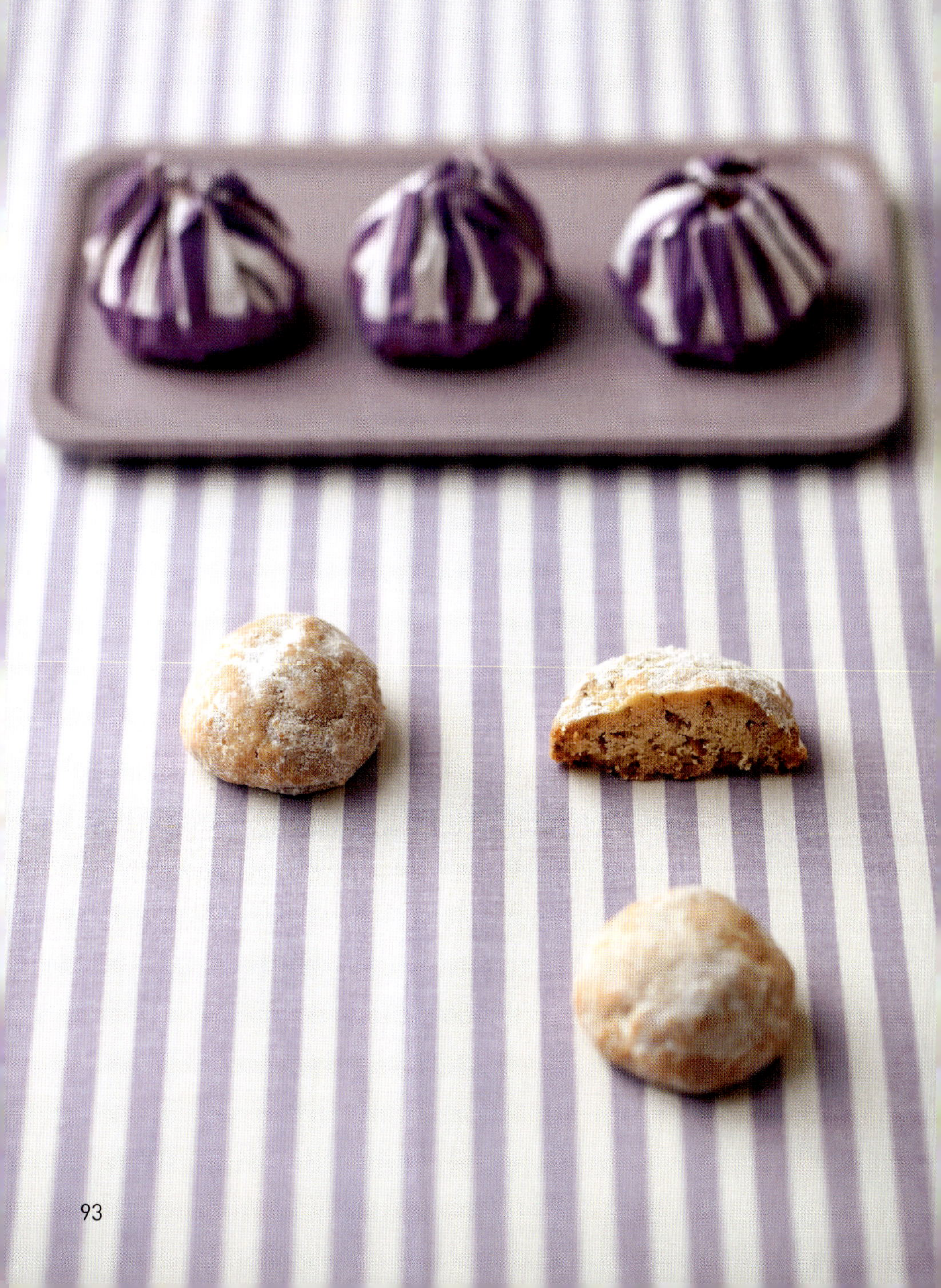

PART 5

「発酵食品×アマニ」で今日から腸美人！

腸内環境を整える
血液サラサラ
アレルギー緩和
がん予防
免疫力アップ
美肌効果

腸は食べ物から取り込んだ栄養を吸収し、全身に送り出す大事な器官。免疫細胞の約80％が集中する免疫力維持の要でもあります。腸内環境が悪化すると、全身の健康に悪影響を及ぼし、老化を促すので、つねに良好に保つことが大切です。
整腸効果の高い食品といえば食物繊維。食物繊維には不溶性と水溶性の2種類があり、

Fermented food
×
amani

芋類や豆類、根菜などに多く含まれる不溶性食物繊維は、
腸を刺激してぜん動運動を促し、便通をよくする働きがあります。
海藻類やネバネバ野菜に多く含まれる水溶性食物繊維は、便をやわらかくする働きのほか、
腸で糖質の吸収を抑えたり、余分なコレステロールをからめ取って排出したり、
血管をしなやかに、血液をサラサラに保つのに役立ちます。
食物繊維は水溶性と不溶性を1：2の割合でとるのが理想的です。

アマニには他の種子よりも抜群に食物繊維が多いのが特徴。
しかも、水溶性と不溶性が、理想の1：2の割合で含まれています。

ヨーグルトや味噌、キムチなどの発酵食品には、乳酸菌や酵母がつくりだした、
腸の善玉菌を増やす成分がたっぷり。腸内環境の改善に役立ちます。
また近年では、発酵食品に含まれるポリアミンが炎症を抑え、
がん予防やアレルギー症状緩和に役立つと注目を集めています。

水切りヨーグルトとトマトのカプレーゼ風

プレーンヨーグルトの水分を切ると、チーズのような濃厚な味わいに。タンパク質がしっかりとれます。アマニ油とトマトの相性も抜群です！

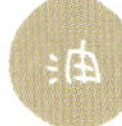

▶ 材料 2人分

プレーンヨーグルト …… 200g
塩 …… 少量
フルーツトマト …… 2〜3個 ※スライス
アマニ油 …… 小さじ2

▶ 作り方

① ヨーグルトに塩を混ぜ、厚手のペーパータオルでボール状に包み、ボウルを下に敷いたざるの上にのせて冷蔵庫へ。一晩水切りする。

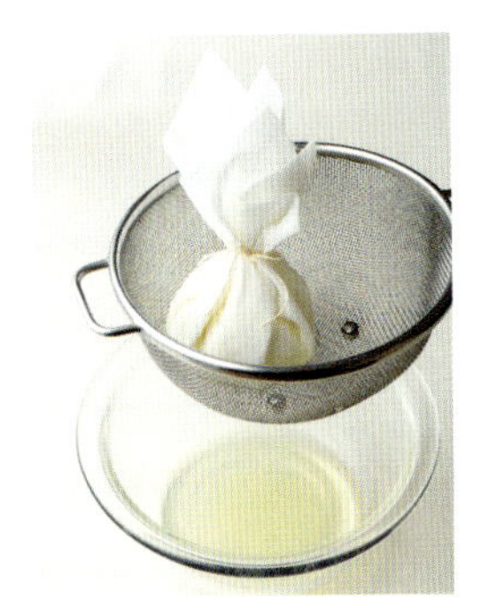

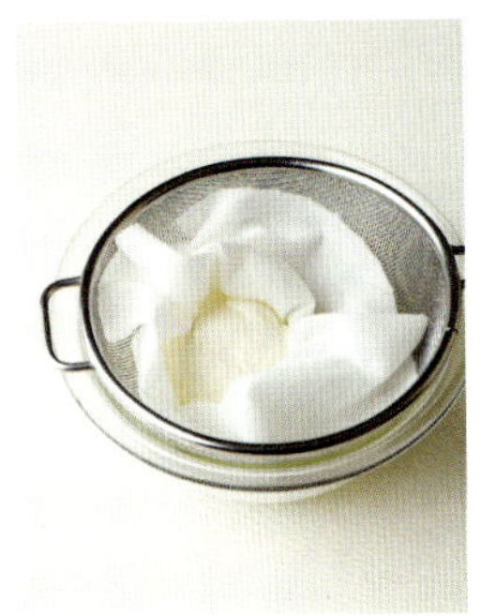

② ①をペーパーの上から手でしぼって丸くし、輪切りにする。トマトと一緒に器に並べてアマニ油をかける。

※ボウルにたまった水分（＝ホエイ）も栄養豊富なので、捨てずに活用を。トマトジュースやグレープフルーツジュースに混ぜてもおいしいです。

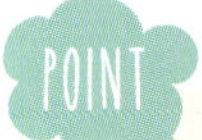

トマトに含まれる色素成分のリコピンには強力な抗酸化力があり、美肌やがん予防に効果的な成分といわれています。アマニ油のオメガ3系脂肪酸と合わせることで、よりパワーアップします。

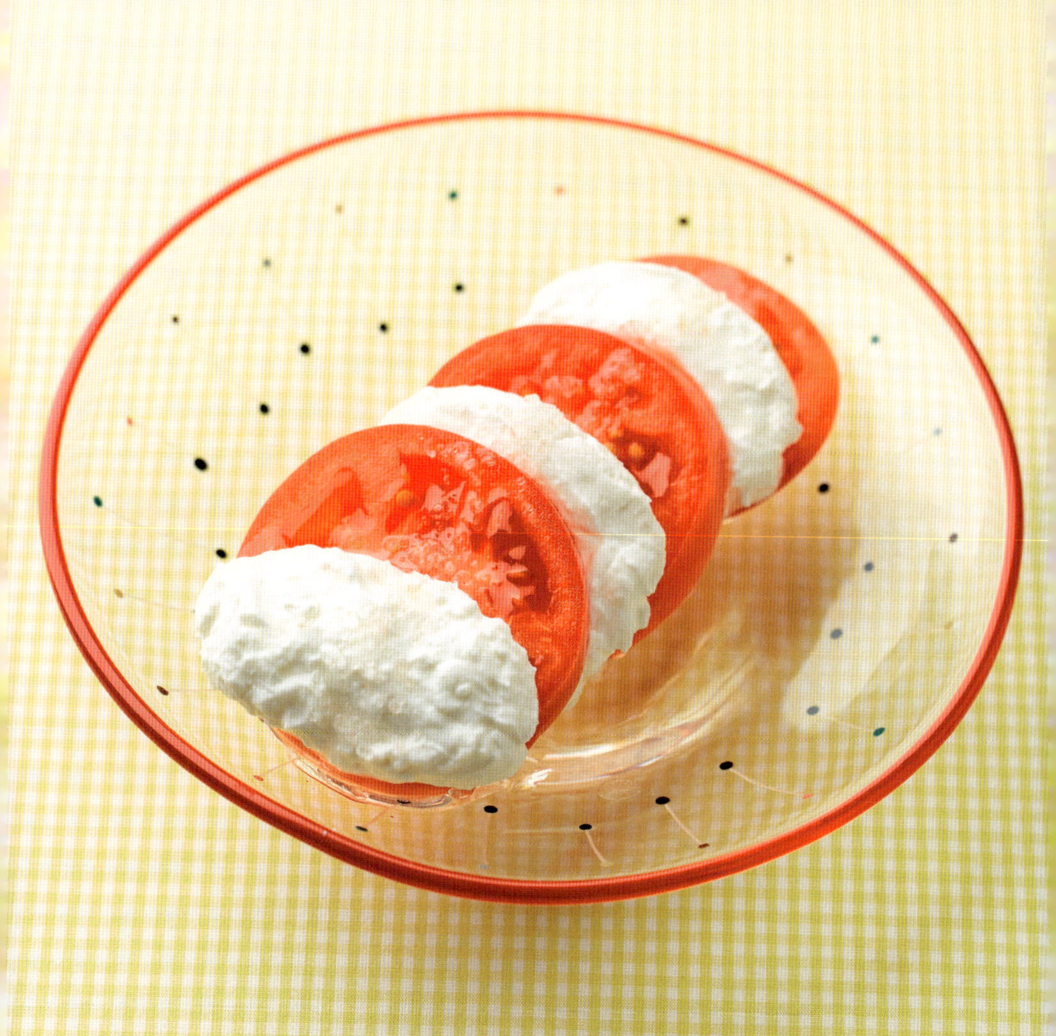

まぐろと納豆のヨーグルト和え

ヨーグルトは納豆とよく混ぜるほど、味に深みが出ておいしくなります。アマニ油で食べごたえもアップ。

▶ 材料 — 2人分

納豆 …… 1パック(45g)
塩 …… ごく少量
プレーンヨーグルト …… 大さじ2
まぐろの切り落とし …… 50g
納豆のたれ …… 添付のもの1袋
ごま油 …… 小さじ1
セロリ …… 少量 ※スライス
アマニ油 …… 小さじ2

▶ 作り方

1. 納豆に塩をふり、ヨーグルトを加えてよく練る。
2. まぐろにたれとごま油をからめる。
3. 1と2を合わせる。
4. 器にセロリを敷いて3を盛り、アマニ油をかける。

キムチのアマニヨーグルト和え

キムチをアマニ油とヨーグルトでマイルドに。辛みがやわらぎ、うまみも濃くなります。

油

▶ 材料 — 2人分

Ⓐ
- キムチ …… 60g ※刻む
- プレーンヨーグルト …… 大さじ3
- アマニ油 …… 小さじ1

サラダほうれん草 …… 少量

▶ 作り方

器にサラダほうれん草を敷き、Ⓐを和えて盛る。

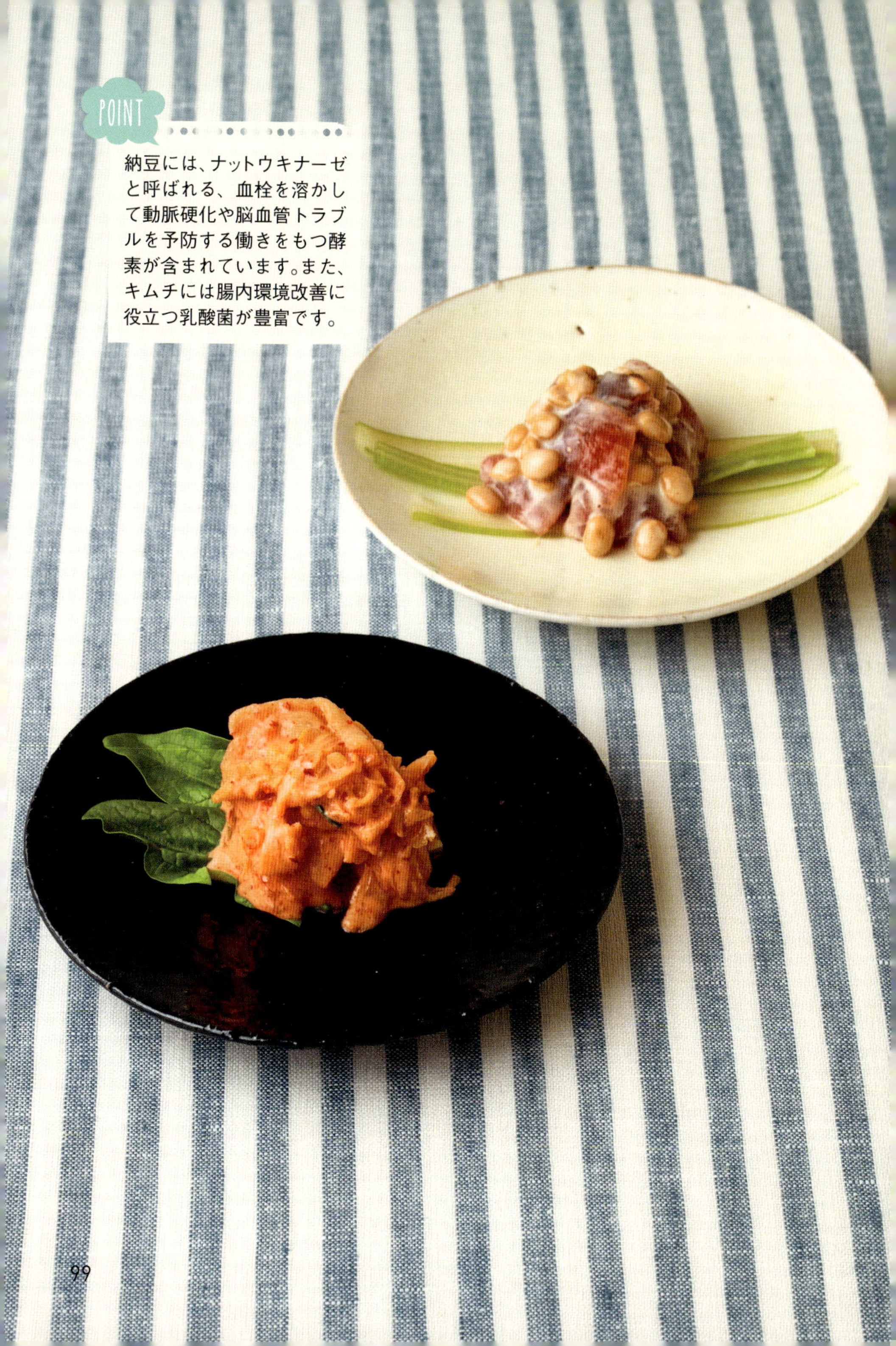

POINT

納豆には、ナットウキナーゼと呼ばれる、血栓を溶かして動脈硬化や脳血管トラブルを予防する働きをもつ酵素が含まれています。また、キムチには腸内環境改善に役立つ乳酸菌が豊富です。

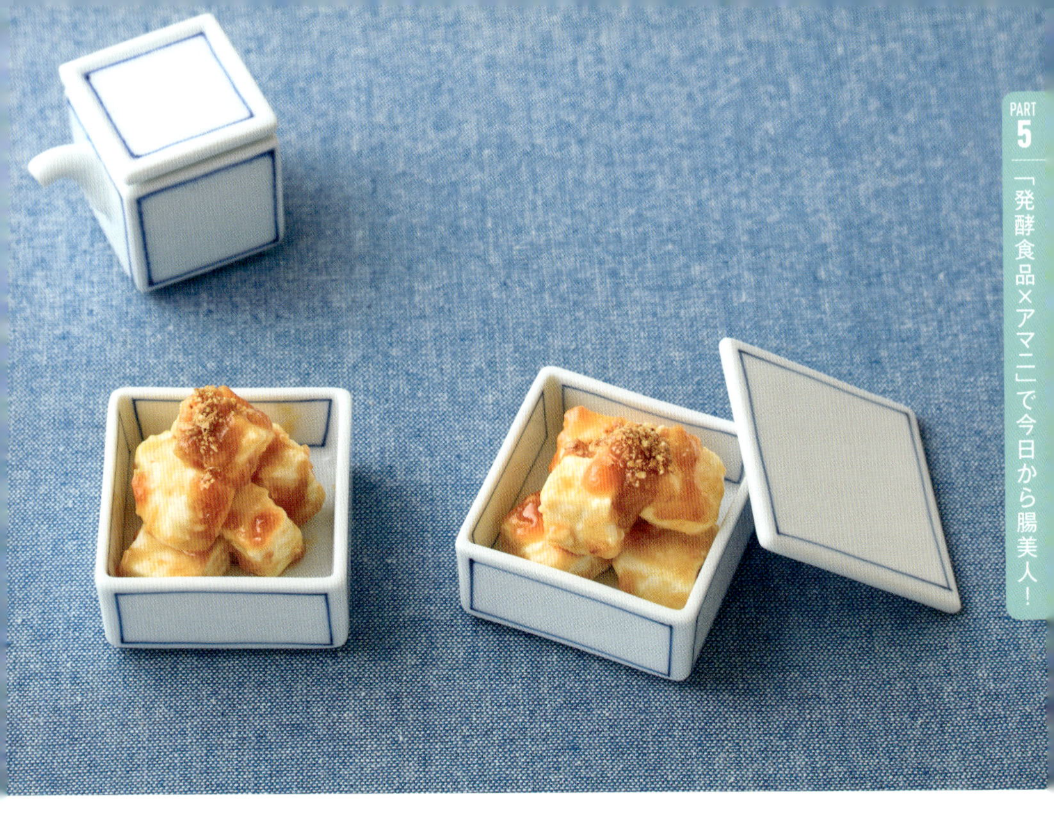

クリームチーズのアマニ味噌和え

クリームチーズと味噌、2つの発酵食品の組み合わせ。
お酒に合う健康おつまみです。

▶ 材料 ― 2人分 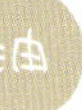 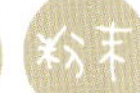

クリームチーズ …… 50g

Ⓐ
- 味噌 …… 小さじ2
- アマニ油 …… 小さじ1
- はちみつ …… 小さじ1

アマニ粉末 …… 適量
アマニ油 …… 適量

▶ 作り方

1. Ⓐを合わせ、クリームチーズと和える。
2. アマニ粉末をふり、アマニ油をかける。

POINT

味噌にアマニ油と粉末をプラスしてコクを出すと、少量の味噌でもおいしく感じられるので減塩に。はちみつには、腸の善玉菌のエサになって腸内環境改善に役立つオリゴ糖も含まれています。

アマニ油入り甘酒ドレッシング

発酵食品3種とアマニ油が共演する
風味豊かな和風ドレッシングで、胃腸からキレイに。

▶ 材料 — 作りやすい分量　油

甘酒 …… 大さじ3
米酢 …… 大さじ1
塩麹 …… 小さじ1
アマニ油 …… 大さじ3
好みの野菜
(大根・ラディッシュ・オクラなど) …… 適量

▶ 作り方

1. ボウルに甘酒を入れ、アマニ油を少量ずつ加えてなめらかになるように混ぜる。
2. 米酢と塩麹を加えて混ぜ、ドレッシングにする。

POINT

発酵食品に含まれるポリアミンと、アマニのオメガ3系脂肪酸を組み合わせると、血管内の炎症を抑える働きがパワーアップ。甘酒や塩麹に含まれる酵素にも、細胞の若返り効果があります。

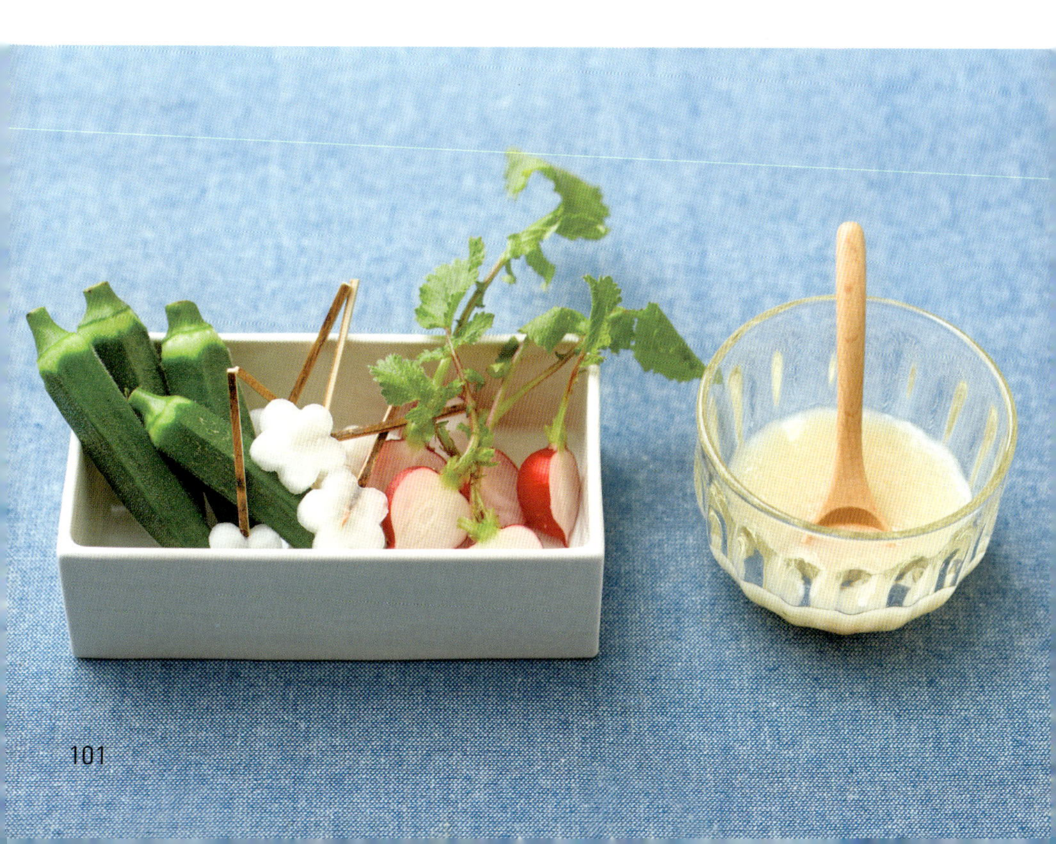

もっと知りたい！　アマニの健康効果

ここではアマニのよさをより深く知って知っていただくために、アマニのすごさを多角的にお伝えします。読めば、アマニが日常の食に欠かせなくなること必至です！

＼アマニのここがすごい！①／

オメガ3系脂肪酸（α-リノレン酸）が美肌、アレルギー症状を緩和

オメガ3系脂肪酸には、血管内皮の炎症を抑え、
血管をしなやかに保つ働き以外にも、
さまざまな健康効果があります。

★脂肪酸で肌の弾力が変わる

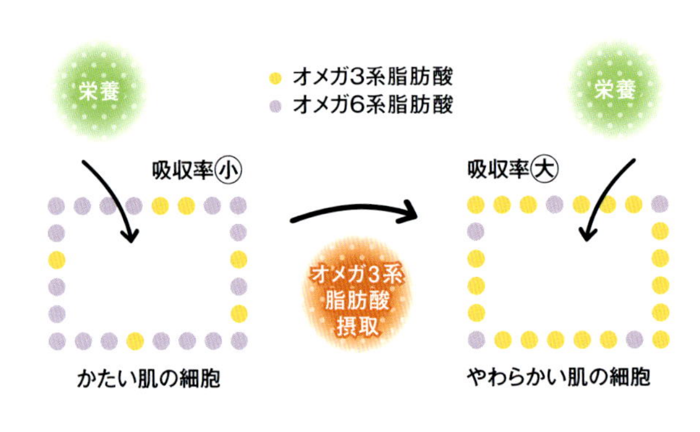

細胞膜をやわらかくして肌ふっくら！免疫バランスもコントロール

　脂肪酸は体内でさまざまな重要な働きをします。たとえば、細胞の表面を覆う「細胞膜」を構成するのが脂肪酸。オメガ3系脂肪酸を多くとることで細胞膜は柔軟になります。

　この働きにより、血管はしなやかに。肌もふっくらと弾力を保つことができます。そして、細胞がやわらかいと、栄養素をスムーズに取り込むことができるため、細胞はますます元気になり、美肌につながります（上の図）。

　また、脂肪酸にはいくつか種類がありますが（左ページ上の図）、その摂取バランスが重要。「オメガ3：オメガ6」の摂取比率は「1：4」が理想的と

★油脂に含まれる脂肪酸の分類

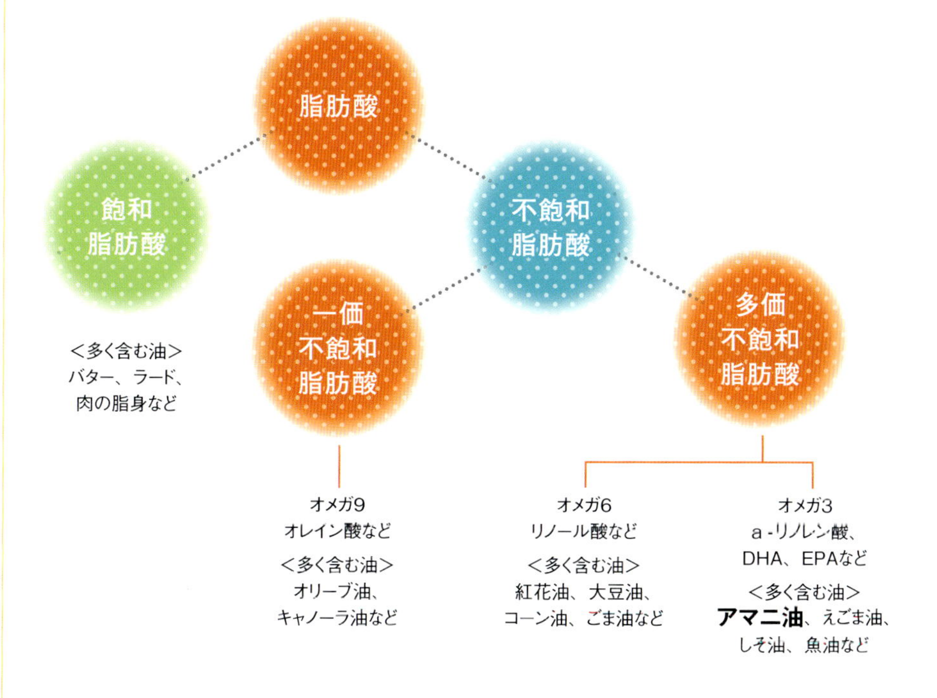

いわれます。オメガ6の摂取量が過剰になると、アレルギーリスクが高まります（左の図）。

オメガ3系脂肪酸は魚に多く含まれるため昔の日本人は十分摂取していました。しかし、魚離れの傾向にある現在、オメガ3が不足。逆に、菓子パンやファストフードなどに多く含まれるオメガ6の摂取は過剰傾向。オメガ6の摂取を抑え、オメガ3を積極的にとる必要があるのです。

★脂肪酸摂取のバランスによる
アレルギーリスク

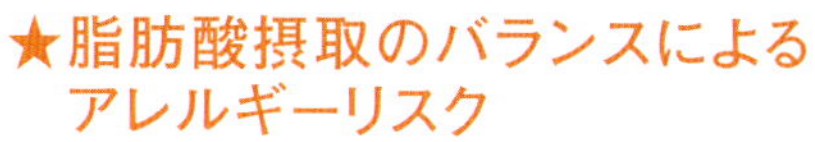

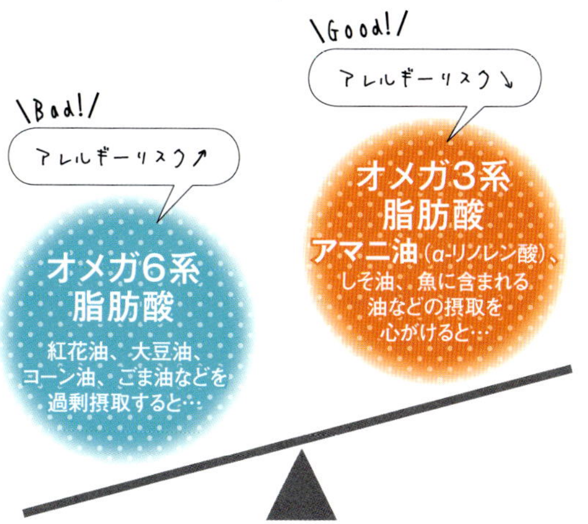

\\ アマニのここがすごい！② //

食物繊維（水溶性1：不溶性2）のチカラ

アマニは日本人女性に不足しがちな食物繊維が
豊富。腸内環境を整えれば、肌もイキイキ!

2種類の食物繊維をとることで、便通をスムーズにして老廃物を排出！

腸内環境が悪化すると、必要な栄養の吸収がスムーズに行われなくなります。そして、腸に溜まった老廃物や有害物質が血液に吸収されてしまい、肌荒れやさまざまな不調の原因に。腸内環境改善の味方、食物繊維をぜひ積極的にとりたいものです。

ところが、現代女性の食事には食物繊維が不足しがち（下のグラフ）。食物繊維が豊富なアマニを上手に活用しましょう。

食物繊維には2種類、水溶性と不溶性があり、別々の働きで腸内環境改善に役立ちます。

水溶性食物繊維は、便をやわらかくして排出を促す効果があります。不溶性食物繊維は、腸管を刺激してぜん動運動を促し、便秘を予防。腸内に発生した有害物質をからめ取って排出する手助けをします。そして、この2種類の食物繊維はバランスよく摂取することが大切。理想の摂取バランスは水溶性1：不溶性2。アマニにはこの理想的なバランスで食物繊維を含んでいます。

★女性の1日の食物繊維摂取量

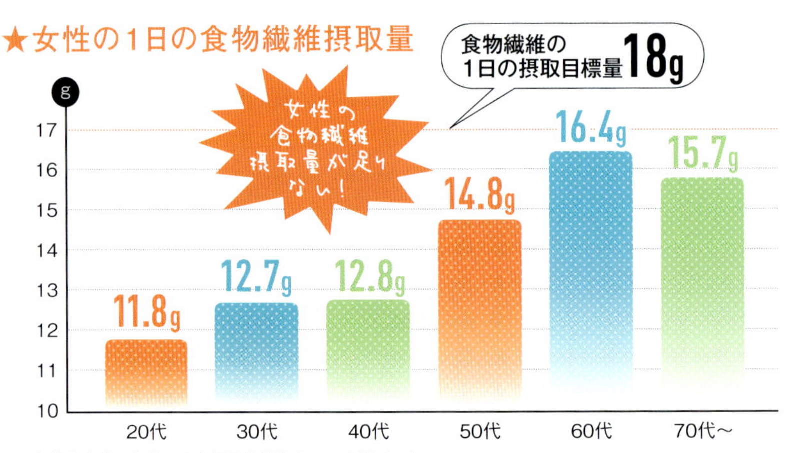

※厚生労働省「日本人の食事摂取基準」（2015年版より）

＼＼アマニのここがすごい！③／／

抗酸化成分（アマニリグナン）でコレステロールダウン

アマニに含まれるアマニリグナンには抗酸化成分のほか、
コレステロール低下作用や女性ホルモン様の働きも!

★アマニリグナン摂取によりコレステロールが低下

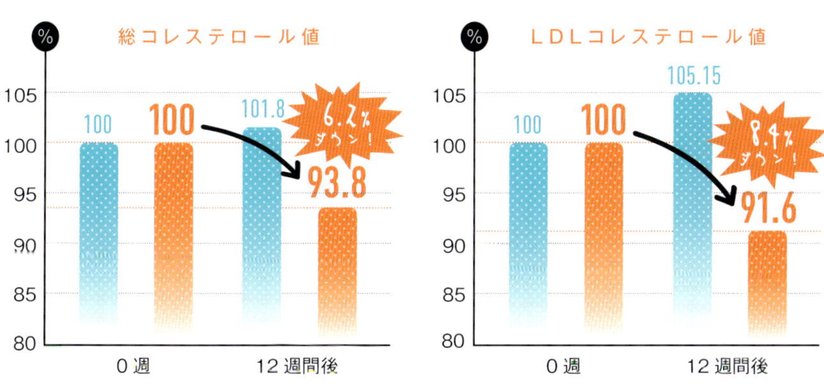

■通常食　■通常食+リグナン100mg摂取

※日本製粉調べ　※ ScienceDirect　Nutrition Research 30 (2010) 441-446 から改変

血液をサラサラにして動脈硬化を防ぐ

アマニには、老化を促す原因といわれる活性酸素を除去する抗酸化成分、「アマニリグナン」が多く含まれています。アマニリグナンは血管のＬＤＬコレステロールの酸化を抑えて、動脈硬化の予防に役立ちます。また、血栓ができるのを防いで血液をサラサラに。オメガ3系脂肪酸（α－リノレン酸）との相乗効果で、血管・血液の健康を保ちます。

アマニリグナンには、注目すべき働きがあります。たとえば、コレステロールの低下作用。通常食に「アマニリグナン１００ｍｇ」をプラスしてとった人は12週間後、総コレステロール値は6・2％ダウン。ＬＤＬコレステロールは８・４％ダウンしました（上のグラフ）。さらに、内臓脂肪の面積も平均２・２％減少したという、抗肥満効果の調査結果もあります。

さらにアマニリグナンは、中高年以降に減少するといわれる女性ホルモンに似た働きをすることで、更年期症状の緩和にも役立ちます。

\\ アマニのここがすごい！① //

古代から親しまれてきた天然素材

アマニは人間が紀元前の昔から食してきた食材。
その歴史は人々が健康効果を実証してきた信頼の証です。

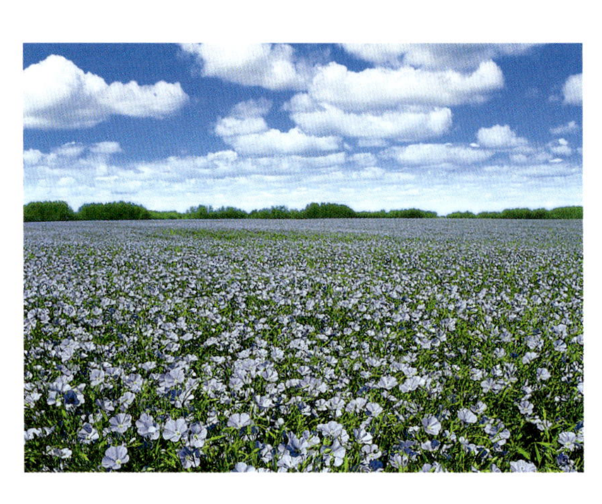

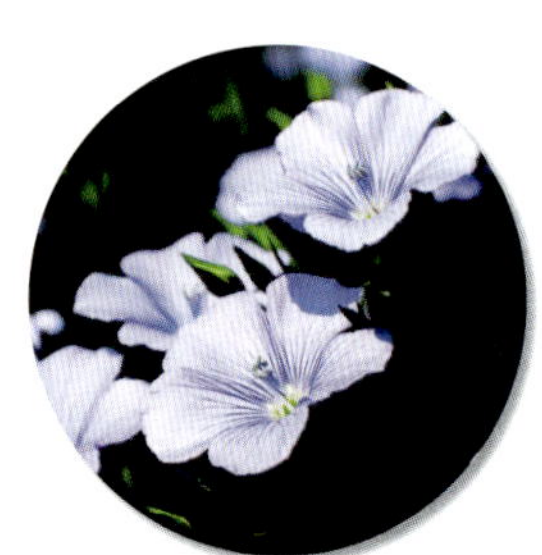

カナダのアマ畑では7月頃開花、10月頃収穫。アマニにはブラウン種（食用のほか、飼料や工業用にも使用）とゴールデン種（食用。生産量が少なく高価）がある。

科学的に解明される以前に、人々が経験的にその健康効果を証明！

アマニと人との関わりは古く、人々は紀元前の昔から食してきました。ギリシャの哲学者・ヒポクラテスは「アマニが健康をもたらす」と絶賛し、薬として用いていました。その後9世紀頃には、フランスのシャルルマーニュ大帝が「健康維持のために」と、アマニの摂取を法令化したといわれています。当時はもちろん、科学的にその健康効果を示した記録はありませんでしたが、人々はこうした効果を経験上実感して、積極的に取り入れていたのだと考えられています。

現在、世界でのアマニ総生産量は年間約230万トン。最大の生産地はカナダ。ニュージーランド、オーストラリア、ウクライナ、チリなどで生産され、日本でも北海道でアマが栽培されています。近年は、その栄養価の高さで世界各国から注目を集め、ドイツでは1年で国民1人あたりが1kgを消費します。日本人がごまを使うような感覚で、パン、シリアル、お菓子などに多く活用されています。

\\ アマニのここがすごい！⑤ //

世界の最新医療も注目する予防効果！

アメリカの国立がん研究所も認めるがんの予防効果に注目!
カナダの政府健康省は「コレステロール低減効果」を認証しています。

がんを抑制する効果が認められたアマニの三大成分

アマニの三大成分（α－リノレン酸、食物繊維、アマニリグナン）は、がんの抑制に有効な成分であると認められ、アメリカでは国立がん研究所が発表している「デザイナーフーズピラミッド（がんの予防に有効な植物性食品一覧）」では、がんを抑制する食品のひとつとして位置づけられています。

特に、乳がんに対するアマニの防御結果を示す知見が多くあります。これは、アマニに多量に含まれている女性ホルモン様物質、アマニリグナンの作用と考えられています。

また、2014年に、カナダ政府の保健省（Health Canada）は「アマニ粉末を食べることによって血中コレステロールの低減効果がある」という栄養機能表示を認めました。カナダの研究チームによると、アマニ粉末をマフィンに入れて4週間摂取した人は、総コレステロールやLDL（悪玉）コレステロールが、食べていない人よりも下がることが報告されています。

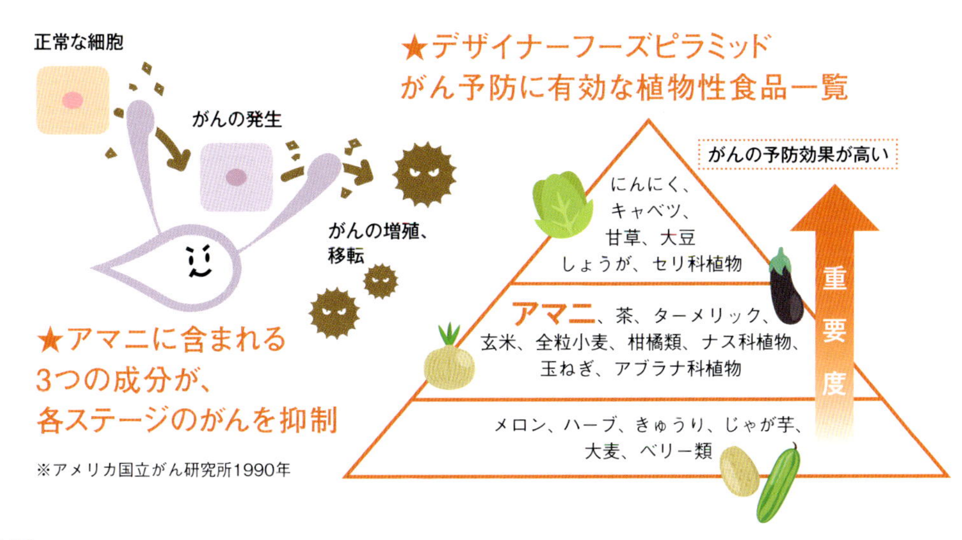

※アメリカ国立がん研究所1990年

アマニを上手に使いこなすためのQ&A

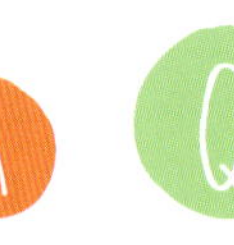

アマニにはどのような製品がありますか？

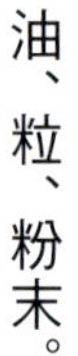

油、粒、粉末。それぞれの特徴を生かして活用を！

　現在のところ、アマニ製品は大きく分けて粒と油、そして粒のアレンジとして粉砕した粉末、この3つの形状があります。

　粒にはオメガ3系脂肪酸、抗酸化成分（アマニリグナン）、食物繊維の三大成分が揃っていて、香ばしい香りが楽しめます。

　すり潰した粉末は種子中のペクチンが出てとろみづけにもなります。

　油に含まれるのは、三大成分中α‐リノレン酸のみですが、α‐リノレン酸をたっぷりとれるのが魅力。無色透明でナチュラルな風味のものもあり、さまざまな食材にかけてみましょう。

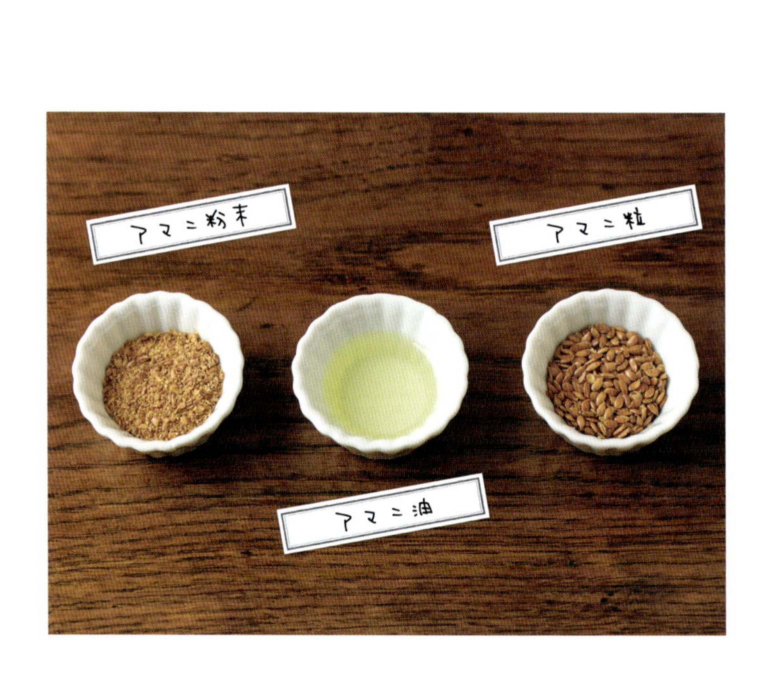

どんな料理に合いますか?

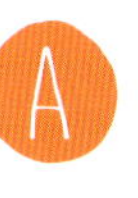

油はコク出しに、粒は香ばしさの演出に

アマニ油はクセのない風味なので、合わせる素材を選びません。

手軽にサラダやスープにかけるのはもちろん、フレッシュでまろやかな風味を生かす使い方をぜひ考えてみてください。

アマニ粒は、香ばしい風味が特徴。ごまの感覚でさまざまなものに使ってみましょう。おひたしやおにぎり、パンの生地に混ぜるのもおすすめです。

粉末はとろみが出るという特徴を生かして、スープやたれに加えてみましょう。濃厚な味わいになります。

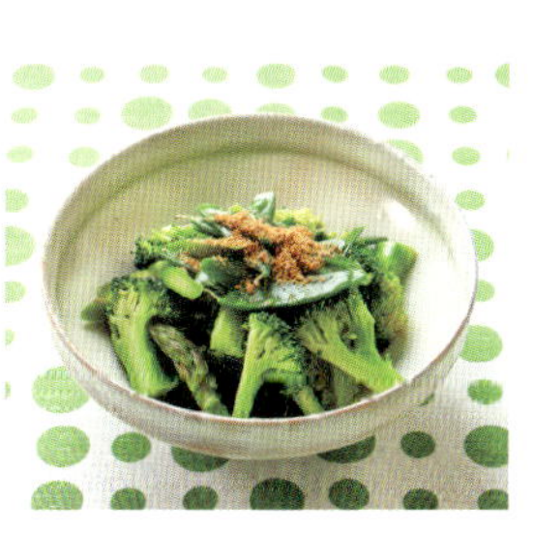

保存の際に注意することは?

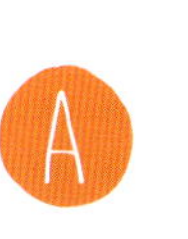

酸化しやすいので冷蔵庫で保存を。できるだけ早めに使い切って

アマニに含まれるオメガ3系脂肪酸（α－リノレン酸）にはさまざまな健康効果がありますが、酸化しやすいというのが弱点です。開封後は冷蔵庫で保存し、できれば1か月程度で使い切るようにしましょう。また、光も品質劣化の要因になるので、購入した際の箱に入れて保存をする、あるいは遮光性のボトル入りのものを選ぶといいでしょう。

家で食事をとれないのですが……。

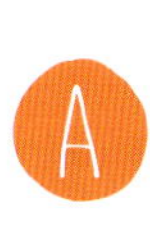

外出先でもこまめに「アマニプラス」を

外食する機会の多い人こそ、アマニを積極的にと

りたいものです。会社でお弁当を食べるという人は、会社にアマニをキープしておくといいですね。粒や粉末をごはんの上にふりかける、油をサラダやスープ、味噌汁などにひとさじたらしましょう。バッグに「Ｍｙアマニ」を入れておけば、外食先でも「アマニプラス」が可能。メーカーによっては、小袋に入ったものもあるので、持ち運びしやすいものを準備するといいでしょう。

また、外食は塩分や脂質過多になりやすいもの。できればメニュー自体も、オメガ3系脂肪酸がとれる魚のおかずや、野菜の副菜のたっぷり入った和食系を選ぶようにしましょう。

Q 1日の摂取推奨量の目安より多く、アマニを摂取してもいいですか？

A 油は小さじ1、粒や粉末は大さじ1を。取り過ぎは肥満の原因に

アマニは食品なので、摂取量をオーバーしてもすぐには問題ありませんが、油は1g＝9キロカロリー。取り過ぎると肥満の原因になるので注意して。成人女性の1日に摂取してよい脂質約50ｇを目安に調整しましょう。

Q アマニ粒とアマニ粉末はどう使い分けたらいいですか？

A 食感のアクセントを楽しむ粒、成分の吸収がよくコクの出る粉末

粒は食感を楽しみたいときに。粉末はより濃厚な味を楽しみたいときや、とろみをつけたいときに。粉末のほうがすり潰してあるので栄養の吸収はいいですが、酸化しやすいので早めに使い切って。

この本のレシピでは、アマニの油・粒・粉末を使い分けていますが、たとえば、油のレシピでも代わりに粉末や粒を使っても、また併用しても構いません。味や食感の違いを楽しんで、アマニのおいしさや奥深さを追求してみてください。

何より毎日食べることで、美容と健康の効果も実感できるのでは？

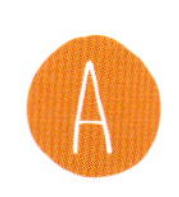

Q どんな商品を選んだらいいでしょうか？

A 低温圧搾式のものが良質。信頼できるメーカーのものを選んで

原料から油を搾る方法（搾油方法）も、油のクオリティを決める大切なもの。おすすめしたいのは、コールドプレス製法（低温圧搾法）。化学溶剤を使わず、原材料を物理的に圧搾することで、品質の高い、風味のよい油ができます。

さらに、原料となるアマニの産地がきちんと表示してあるものを。遺伝子組替不使用検査（GMO検査）済み原料のみを使用しているものもあるので、必ずチェックして。アマニには工業用にも使用されている「ブラウン種」と食品用に特化した「ゴールデン種」がありますが、後者のほうがトレーリビリティ（生産履歴）などの面から安心・安全です。

アマニ粒やアマニ粉末は「フラックスシード」という名前で、輸入物も多く出回っています。信頼できるメーカーの商品を選ぶとよいでしょう。

信頼できるメーカーのものを選びましょう

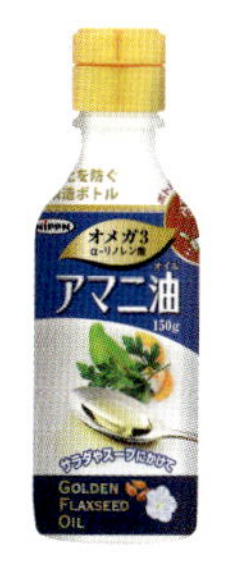

遺伝子組み換え不使用のゴールデン種のみ使用。低温圧搾法で搾油。油が空気に触れにくい二重構造ボトルを採用。
■ニップン　アマニ油 150g／日本製粉

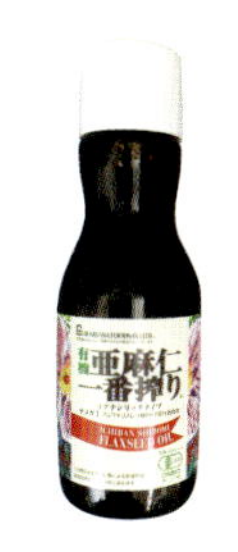

有機栽培の亜麻の種子使用。低温機械圧搾法で搾油。有機JAS認定。
■紅花 有機亜麻仁一番搾り　リグリナンリッチタイプ 170g／（紅花食品）ベニバナ

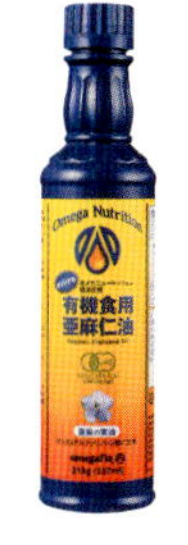

有機栽培の亜麻の種子使用。搾りたて無添加、成分無調整。低温圧搾式で搾油。遮光ボトル入りで酸化防止。
■有機食用亜麻仁油 237ml／（オメガニュートリション社（アトワ）

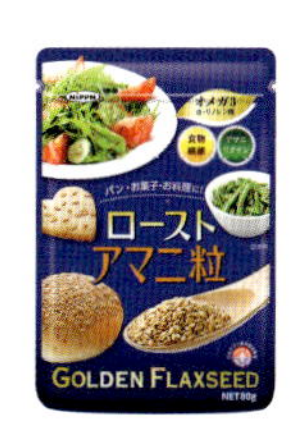

遺伝子組み換え不使用のゴールデン種のみ使用。アマニを香ばしくロースト。食べる目安は1日5g。
■ニップン　ローストアマニ粒 80g／日本製粉

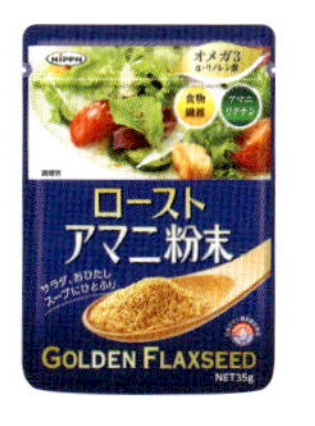

遺伝子組み換え不使用のゴールデン種のみ使用。アマニを香ばしくローストし、粉末状に。食べる目安は1日5g。
■ニップン　ローストアマニ粉末 35g／日本製粉

小山浩子
料理家・管理栄養士

大手食品メーカー勤務後、2003年フリーに。2015年から(株)Studio165代表。保健センター、病院での栄養教室なども担当。テレビ(NHK『きょうの健康』『あさイチ』、TBS『マツコの知らない世界』など多数出演)、新聞、雑誌、WEBでの栄養監修や生活習慣病予防の食事指導、レシピ提案を行う。健康と作りやすさに配慮したオリジナルレシピにファンも多い。メディアで話題の減塩法「乳和食」の開発者でもある。『牛乳たすだけ減塩レシピ』(アスコム)、『子どもの脳は、「朝ごはん」で決まる!』(小学館)、『プラス3分ですてきな朝食アイデア帳』(東京書店)など著書多数。公式ホームページ▶http://koyama165.com/

スプーン一杯のアマニで脳も体も若返る
10年先の美と健康のために

2016年5月15日発行

著　者　小山浩子
発行者　上原健弘
発行所　株式会社三空出版
〒102-0093
東京都千代田区平河町2-12-2-6F-B
TEL：03-5211-4466
FAX：03-5211-8483
http://mikupub.com
印刷・製本　シナノ書籍印刷株式会社

※ 落丁本、乱丁本は購入書店名を明記の上、小社宛てにお送りください。送料は小社負担にてお取り替え致します。

※ 定価はカバーに表示してあります。

ISBN 978-4-944063-67-3

料理&スタイリング　小山浩子
構成&執筆協力　瀬戸由美子(有限会社ノア・ノア)
装丁+本文デザイン　HONAGRAPHICS
撮影　杉田知美
料理アシスタント　竜田藍子
校正　竹田賢一
編集　入江弘子